ZUCKERFREIE ERNÄHRUNG

*Raus aus der Zuckerfalle,
rein in ein zuckerfreies
und langes Leben*

—

*Zuckersucht
in wenigen Schritten beenden*

MARIO DINGES

Copyright © 2018 Mario Dinges

www.1fachgesund.de

ISBN-13: 978-1983767777
ISBN-10: 1983767778

Herstellung und Druck:
Siehe Eindruck auf der letzten Seite

Alle Rechte vorbehalten. Die Inhalte dieses Werkes unterliegen dem deutschen Urheberrecht. Die Vervielfältigung, Bearbeitung, Verbreitung und jede Art der Verwertung außerhalb der Grenzen des Urheberrechtes bedürfen der schriftlichen Zustimmung des jeweiligen Autors bzw. Erstellers.

Inhalt

Vorwort.. Seite 8

Einleitung... Seite 10

1. Kapitel:
Bist du überhaupt zuckersüchtig?..... Seite 13

2. Kapitel:
Was passiert mit dem Zucker in
deinem Körper?.................................... Seite 16

2.1 Glucose (Traubenzucker)......... Seite 17

2.2 Fructose (Fruchtzucker).......... Seite 20

2.3 Warum die Lipogenese Schuld
     an deinem Bauchfett ist............ Seite 32

2.4 Weshalb Zucker deine
     Hormone beeinflußt................. Seite 33

2.5 So ist dein Blutzuckerspiegel
     ständig im Ausnahmezustand.. Seite 35

2.6 Warum sind Ballaststoffe
     so gesund?................................. Seite 39

2.7 Vitalstoffe Fehlanzeige!............ Seite 40

3. Kapitel:
Macht Zucker süchtig?................... Seite 45

4. Kapitel:
Wie du deine Gewohnheiten
dauerhaft änderst......................... Seite 50

4.1 Mit Umdenken zum Erfolg...... Seite 52

4.2 Kleine Ziele – große Wirkung. Seite 52

4.3 Dokumentiere deine
     Fortschritte............................ Seite 55

4.4 Erkennen und Vermeiden........ Seite 56

4.5 Routinen ändern...................... Seite 58

4.6 Widerstände erhöhen............... Seite 59

4.7 Belohne dich............................ Seite 59

4.8 Soziales Umfeld....................... Seite 60

5. Kapitel:
Dein neuer zuckerarmer Haushalt.... Seite 62

6. Kapitel:
Wie du deine Zuckersucht
überwindest.. Seite 70

6.1   Zuckerhaltige Getränke............ Seite 70

6.2   Verarbeitete Produkte................ Seite 71

6.3   Frühstück...................................... Seite 72

6.4   Süßigkeiten................................... Seite 72

6.5   Ausnahmen................................... Seite 73

6.6   Zuckeralternativen...................... Seite 75

6.7   Koffein und Alkohol.................. Seite 76

6.8   Würzmittel.................................... Seite 76

6.9   Serotonin....................................... Seite 77

6.10 Proteine... Seite 77

6.11 Darmflora..................................... Seite 78

6.12 Xylit.. Seite 78

6.13 Sättigungsgefühl.......................... Seite 79

7. Kapitel:
Was deine Heißhungerattacken
wirklich bedeuten............................... Seite 80

8. Kapitel:
Wenn die Umsetzung nicht klappt... Seite 82

8.1 Entzugserscheinungen............... Seite 83

8.2 Symptomen vorbeugen.............. Seite 84

8.3 Mit den Symptomen
     umgehen lernen.......................... Seite 87

8.4 Dein 30 Tage Programm........... Seite 88

8.5 Wenn alles nichts hilft................ Seite 91

Fazit und Geschenk......................... Seite 93

1fachGESUND.................................. Seite 96

Vorwort
von Dr. med. Wolfgang Maibach

In unserer Hausarztpraxis klagen viele Patienten darüber, dass sie unkonzentriert, müde, abgeschlagen, energielos und sogar depressiv sind. Viele haben ein schwammiges Gefühl im Kopf und kommen sich wie betäubt vor. Die meisten wissen nicht, womit das zusammenhängt. Die Ursache liegt oft an dem hohen Zuckerkonsum. Das ist vielen gar nicht bewusst, weil Zucker häufig versteckt in den Nahrungsmitteln vorkommt. Dieses Buch klärt auf, wie die Abhängigkeit von Zucker entsteht, wie Zucker im Körper verarbeitet wird und welche Folgen damit verbunden sind. Die damit einhergehenden Krankheiten sehe ich tagtäglich in meiner Praxis.

Damit der Ausstieg aus dieser Zuckerfalle gelingt, erfährt der Leser in wenigen Schritten, wie man schlechte Gewohnheiten ändert, sich ein zuckerfreies Umfeld schafft und wie wichtig eine intakte Darmflora ist.

Das Buch ist leicht verständlich geschrieben. Es motiviert sehr gut durch seine bildhaften Beispiele (Buchenholz) und klare Gliederung. Mit den einfach umsetzbaren Alternativen zu industriellem Zucker und dem 30-Tage Programm steht einer zuckerfreien oder zuckerarmen Ernährung nichts mehr im Weg. Die gesundheitlichen Verbesserungen kann jeder schnell an sich selbst erleben. Ich wünsche auch diesem Buch eine schnelle Verbreitung.

Dr. med. Wolfgang Maibach – Facharzt für Allgemeinmedizin

Einleitung

Den meisten von uns ist ihre Zuckersucht gar nicht bewusst. Es kann wirklich jeden treffen, da die Sucht nach Zucker unterbewusst abläuft. Schaue dir mal an, wie du aufgewachsen bist! Die leckeren Süßigkeiten, Kuchen, Softdrinks, das Dessert, süße Teilchen, gehören seit Kindesbeinen zur täglichen Ernährung und sind so zur Gewohnheit geworden. Wir kennen es nicht anders, sie gehören für uns zur normalen Ernährung dazu.

Aber vielleicht bist du schon so weit, dass sich die negativen Auswirkungen deines Zuckerkonsums in Form von Übergewicht, Karies oder in einem schon fortgeschrittenen Stadium als Diabetes bemerkbar machen? Sonst würdest du wahrscheinlich dieses Buch nicht lesen, oder? Dann ist es auf jeden Fall höchste Zeit, etwas zum positiven an deinen Ernährungsgewohnheiten zu ändern. Dabei soll dich dieser Ratgeber nach Kräften unterstützen.

In unserer Gesellschaft ist es leider so, dass Zucker vollkommen verharmlost wird. Das ist tragisch, da eine Zuckersucht nicht als solche erkannt wird. Stellst du jedoch bei dir eine Sucht nach Zucker fest, wirst du meistens von deiner Umgebung nicht wirklich ernst genommen. Bei einem trockenen Alkoholiker würde auch keiner sagen „Ach komm schon, ein Gläschen kann doch nicht schaden".

Es konnte eindeutig, in mehreren Untersuchungen nachgewiesen werden, dass innerhalb von vier Wochen, in denen verstärkt Zucker konsumiert wurde, dieselben Veränderungen im Gehirn stattfinden, als wenn man harte Drogen (zum Beispiel Kokain oder Heroin) genommen hätte. In weniger intensiver und starker Form, aber ich finde dieses Ergebnis deshalb nicht weniger erschreckend, oder wie siehst du das?

Zucker ist eine Droge, selbstverständlich nicht offiziell. Sonst dürfte die Industrie es nicht mehr in unsere Lebensmittel mischen und es könnte vor allen Dingen nicht mehr an unsere Kinder verkauft werden. Stark zuckerhaltige Lebensmittel müssten dann mit einem Warnhinweis versehen werden, aber das würde die Lebensmittelindustrie nie mit sich machen lassen. Dazu sind die Gewinnspannen auf den billigst hergestellten Industriezucker viel zu groß und Verantwortungsbewusstsein von der Industrie zu erwarten ist fast schon lächerlich. In den Führungsetagen der großen Lebensmittelkonzerne interessiert sich niemand für die Gesundheit des Einzelnen.

Mit diesem Buch möchte ich dich dabei unterstützen, aktiv zu werden und selbst Verantwortung für die Gesundheit deines Körpers zu übernehmen. Wenn du verstanden hast, wie Zucker in deinem Körper wirkt, wird es dir viel leichter fallen, dein Verlangen nach Zucker auf ein gesundes Maß zu reduzieren. Vollständig vom Zucker loszukommen ist leider nicht möglich, da er überall in unserer Nahrung vorhanden ist.

Schon seit langer Zeit ist bekannt, dass Zucker sehr viele negative Auswirkungen auf den menschlichen Körper hat. Er macht dich antriebslos, müde, depressiv, du fühlst dich schlapp und wirst leichter krank. Auf der anderen Seite braucht dein Körper Zucker, damit er richtig funktionieren kann. Wie du herausfinden kannst, ob du überhaupt zuckersüchtig bist, erfährst du im nächsten Kapitel.

1. Kapitel:
Bist du überhaupt zuckersüchtig?

Um das festzustellen, solltest du dir mal folgende Fragen beantworten. Aber halt! Bevor du anfängst, versprich mir, dass du ehrlich zu dir bist, sonst belügst du dich nur selbst.

- Verspürst du ständig ein Verlangen nach Süßigkeiten und Schokolade?

- Isst du täglich oder mehrmals in der Woche Zucker?

- Naschst du manchmal heimlich Schokolade oder andere Süßigkeiten?

- Brauchst du nach jedem Essen etwas Süßes zum Nachtisch?

- Fühlst du dich nachmittags schlapp und weniger leistungsfähig?

- Isst du Süßes, um dich für etwas zu belohnen?

- Isst du Süßes, wenn du dich gestresst fühlst oder wenn dir langweilig ist?

- Wirst du launisch und zickig, wenn du längere Zeit keinen Zucker zu dir genommen hast?

- Leidest du oft unter unkontrollierten Fressanfällen und Heißhungerattacken?

- Drehen sich deine Gedanken ständig um Schokolade und Co?

So, wenn du eine oder gar keine Frage mit „Ja" beantwortet hast, dann musst du dir keine Sorgen machen.

Konntest du zwei bis vier Fragen mit „Ja" beantworten? Dann liegt bei dir zwar noch keine echte Zuckersucht vor, allerdings bist du schon auf dem besten Weg dahin bzw. neigst zum Suchtverhalten. Daher solltest du darauf achten, mehr gesunde Lebensmittel in deinen Essensplan zu integrieren und weniger Zucker zu konsumieren.

Hast du hingegen mehr als fünf Fragen mit „Ja" beantwortet, dann kannst du davon ausgehen, dass du zuckersüchtig bist, und solltest deine Ernährung umstellen – deiner Gesundheit zu Liebe. Dabei möchte ich dir helfen, daher ist dieses Buch entstanden.

Dieser kurze Test kann selbstverständlich nur eine grobe Einschätzung sein. Aber er wird dir dabei helfen, bewusster mit diesem Thema umzugehen. Um von dem Zucker loszukommen, solltest du verstehen, welchen Zucker du überhaupt zu dir nimmst und was er in deinem Körper auslöst. Im nachfolgenden Kapitel wirst du leicht verständlich, anhand von Beispielen die Zusammenhänge erfahren.

2. Kapitel:
Was passiert mit dem Zucker in deinem Körper?

Schauen wir uns erst mal den Zucker genauer an, denn Zucker ist nicht gleich Zucker. Dein normaler, weißer Haushaltszucker ist schädlich für deinen Körper, er enthält auch in der Regel keine Nährstoffe. Der natürlich vorkommende Zucker in Obst und Gemüse ist jedoch wichtig und gesund für dich.

Weißer Haushaltszucker ist die sogenannte Saccharose, ein Zweifachzucker und Kohlenhydrat. Die Saccharose besteht aus einem Molekül Glucose (Traubenzucker) und einem Molekül Fructose (Fruchtzucker), die aneinander gebunden sind. Er wird hauptsächlich aus Zuckerrüben und Zuckerrohr in Massenproduktion hergestellt. In 100 Gramm weißem Haushaltszucker stecken 387 Kilokalorien, das entspricht etwa 33 Stück Würfelzucker.

Damit du den wirklich wichtigen Unterschied zwischen Glucose und Fructose kennenlernst, werde ich sie dir jetzt einzeln vorstellen.

2.1 Glucose (Traubenzucker)

Der natürliche Zuckerkreislauf sieht folgendermaßen aus: Wenn du zum Beispiel einen leckeren Apfel gegessen hast, wird der Apfel recht schnell durch deinen Magen geschleust und landet in deinem Dünndarm. Hier wird die Glucose aus dem Apfel über die Darmwand ins Blut aufgenommen und zur Leber transportiert.

Vor dem Verzehr des Apfels hatte dein Blutzuckerspiegel einen Grundwert von 80 bis 100 mg pro 100 ml Blut. Dein Blutzuckerspiegel steigt durch den Apfel langsam, innerhalb der nächsten 1 bis 2 Stunden, auf etwa 120 bis 150 mg an. Jetzt erhält deine Bauchspeicheldrüse den Befehl Insulin zu produzieren, damit sich dein Blutzuckerspiegel, wieder langsam, auf seinen Grundwert von 80 bis 100 mg zurück einpendeln kann.

Insulin ist ein Hormon, das deine Bauchspeicheldrüse produziert. Die Hauptaufgabe dieses Hormons ist es, den aus der Nahrung stammenden Zucker wieder aus deinem Blut zu entfernen, um ihn an alle Körperzellen und Organe zu verteilen, damit diese daraus ihre Lebensenergie gewinnen können.

Du kannst dir das Hormon Insulin als einen Lieferanten von Brennholz vorstellen. Die Zuckermoleküle stellen das Brennholz dar. Der Lieferant Insulin liefert das Brennholz an deine Organe, Nervenzellen, Muskeln und überall dorthin, wo deine Körperzellen gerade Energie benötigen.

Die Glucose, die dein Körper aus diesem Apfel und generell aus Früchten gewinnt, ist nicht isoliert, sondern kommt immer zusammen mit Mineralstoffen, Ballaststoffen und Vitaminen in deinen Organismus. Diese begleitenden Stoffe wirken wie eine Art Bremse an den Glucosemolekülen und sorgen dafür, dass der Zucker schön langsam über die Dünndarmwand in dein Blut übergeht.

Die natürliche Glucose funktioniert in deinen Körperzellen, wie ein großes, gut abgelagertes Scheit Buchenholz. Das sorgt auch für ein gleichmäßiges und lang anhaltendes Feuer. In jeder deiner Körperzellen brennt ein solches Feuer, das durch den Lieferanten Insulin mit Brennholz, sprich Glucose am Leben erhalten wird und dafür sorgt, dass dein Feuer nicht ausgeht, deine Lebensenergie weiter brennt.

Die überschüssige Glucose hingegen, also die

Holzscheite, die gerade nicht gebraucht werden, liefert dein Lieferant Insulin erst mal an die Leber. In deiner Leber wird die Glucose umgebaut zu Glykogen. Das ist eine andere Form der Stärke, die platzsparender ist und als Reserve für magere Zeiten dient. Die Lagerkapazitäten in deiner Leber sind allerdings sehr begrenzt und dein Körper sucht sich andere Plätze, an denen er das überschüssige Glykogen lagern kann. Diese neuen Lagerstätten sind deine sogenannten „Problemzonen". Hier wird die Stärke in Fett umgewandelt und gut verstaut, rund um deine Hüften, am Bauch und an den Oberschenkeln. Kommt dir das bekannt vor? Jetzt weißt du, wie deine Rundungen zustande kommen.

Bekommt dein Körper eine Weile nichts zu essen, nachdem er den Apfel verdaut hat, sinkt dein Blutzuckerspiegel wieder langsam aber kontinuierlich ab. Deine Organe melden sich und verlangen Nachschub an Glucose, um weiterarbeiten zu können. Jetzt kommt der Arbeiter Glucagon zum Einsatz. Er wandelt das in der Leber gelagerte Glykogen wieder in verwertbares Futter für deinen Körper um. Das Glucagon ist also ebenfalls ein Blutzucker regulierendes Hormon, es wirkt nur umgekehrt wie das Insulin.

Auf diese Art und Weise wird in deinem Körper gewährleistet, dass deine Organe immer mit genügend Brennholz versorgt sind und deine Feuer nicht ausgehen. Anders ausgedrückt, dein Blutzuckerspiegel wird von deinen fleißigen Lieferanten (Insulin) und Arbeitern (Glucagon) immer auf einem relativ konstanten Niveau gehalten. Diese Grundversorgung funktioniert auch, wenn du mal eine längere Fastenpause einlegst. Nur bei hoher körperlicher Aktivität braucht dein Körper entsprechend mehr Energie.

Isst du jedoch zu viel Zucker, kommt deine Bauchspeicheldrüse mit der Produktion von Insulin nicht mehr nach. Dein Insulinspiegel im Blut bleibt dauerhaft erhöht und das führt zu einer beschleunigten Wirkung für alle chronischen Krankheiten, da dieser Zustand entzündungsfördernd wirkt. Daher macht Zucker in großen Mengen auch depressiv und kann zu Alzheimer führen. Pro Tag solltest du eine Zuckermenge von 30 Gramm nicht überschreiten.

2.2 Fructose (Fruchtzucker)

Fructose ist eine andere Bezeichnung für Fruchtzucker. In Obst und Gemüse ist Fructose in ihrer natürlichen Form vorhanden und ist hier auch NICHT schädlich. Gemeint ist die von der Industrie hergestellte, hoch konzentrierte und isolierte Fructose. Sie ist in dieser Form gesundheitsschädlich, findet aber trotzdem in vielen Fertigprodukten Verwendung. Eine kleine Auswahl an möglichen Beschwerden, die durch Fructose entstehen können, sind Diabetes, Gicht, Krebs, Übergewicht und Herz-Kreislauf-Erkrankungen.

Fruchtzucker ist nicht gleich Fruchtzucker, denn der ist, wenn er aus Obst und Gemüse stammt, nicht schlecht für deine Gesundheit. Es macht aber für deinen Körper einen großen Unterschied, ob du den Fruchtzucker in Form von Obst und Gemüse zu dir nimmst oder über Softdrinks, Schokoriegel oder fertig abgepackten Kuchen. In Süßigkeiten, wie zum Beispiel Fruchtgummis, Grießbrei und Eiskonfekt ist Fructose enthalten, aber auch in Ketchup, Essiggurken oder Mixed Pickles.

Der Begriff Fruchtzucker ist total irreführend, da die meisten von uns glauben, das ist der gesunde Zucker aus Früchten – das stimmt aber nicht. In industriell hergestellten Produkten wird fast ausschließlich der hoch konzentrierte und künstlich hergestellte Fruchtzucker verwendet. Er versteckt sich auch hinter den Begriffen

Fruchtzucker-Sirup oder Fructose-Sirup. Dieser Zucker hat mit natürlichem Zucker nichts mehr zu tun. Achte beim nächsten Einkauf mal auf diese Bezeichnungen auf den Verpackungen!

Fructose zählt zur Gruppe der Kohlenhydrate, genau wie die Glucose (Traubenzucker). Beides sind Einfachzucker, sogenannte Monosaccharide, die jeweils aus vielen einzelnen Zuckermolekülen bestehen. Die Glucose ist der wichtigste Energielieferant für deinen Körper. Daher gelangt die Glucose auch wesentlich schneller in dein Blut, als die Fructose. Die Fructose hingegen kann erst über einen Umweg als Energielieferant von deinem Körper genutzt werden.

Unser normaler, weißer Haushaltszucker (Saccharose) besteht übrigens jeweils zu 50 Prozent aus Glucose und Fructose. Er wird daher als Zweifachzucker bezeichnet. Das hatte ich ganz zu Anfang schon einmal erwähnt. Die reine Fructose ist vom Geschmack her doppelt so süß, wie die Glucose. Das ist auch der Grund, warum sie von der Lebensmittelindustrie in Fertigprodukten aller Art so gerne eingesetzt wird. Meistens als Fructose-Glucose-Sirup, hier ist der Fructosegehalt höher als 50 Prozent.

Fructose dient den Pflanzen dazu, Tiere anzulocken, damit ihre Samen eine möglichst weite Verbreitung erlangen. Daher ist Fructose auch in fast allen Obst- und Gemüsesorten, in unterschiedlicher Konzentration, vorhanden. In wildem Obst und Gemüse ist der Gehalt an Zucker und somit auch Fructose wesentlich geringer, als in unserem hoch gezüchteten Obst und Gemüse, das wir kaufen können. Der Mensch bevorzugt die Obst und Gemüsesorten, die viel Zucker enthalten, daher werden die Früchte auch extra mit einem hohen Zuckergehalt gezüchtet. Frisch gepresste Säfte solltest du daher nur in geringen Mengen trinken, da hier der Fructosegehalt sehr hoch ist.

Das auf einen hohen Zuckergehalt gezüchtete Obst und Gemüse, sowie Honig, enthält die natürliche Form der Fructose und zusätzlich alle anderen Vitalstoffe und Nährstoffe, die in der jeweiligen Pflanze vorkommen. Diesen gesundheitlichen Vorteil kann der Haushaltszucker nicht aufweisen und auch kein künstlich hergestellter Zuckersirup.

Im US - amerikanischen Raum wird der sogenannte „High-Fructose corn sirup" hergestellt, der mittlerweile auch in vielen Produkten enthalten ist, die in Europa verkauft werden. Dieser Sirup hat einen Fructoseanteil von 60 bis 90

Prozent, ich erinnere daran, dass unser Haushaltszucker einen Fructosegehalt von 50 Prozent hat. Dieser Sirup wird aus gentechnisch veränderter Mais- und Weizenstärke gewonnen, mit Hilfe von Enzymen, die ebenfalls aus gentechnisch veränderten Mikroorganismen gewonnen werden. Durch einen Fermentierungsprozess wird die Glucose aus der Stärke in Fructose umgewandelt. Je höher der Anteil an Fructose im Sirup, desto süßer ist er.

Dieser künstlich hergestellte Sirup wird auch bei uns unter der Bezeichnung Maissirup oder GFS (Glucose-Fructose-Sirup) für alle Arten von Fertiggerichten und Getränken verwendet, da er sehr billig zu produzieren ist und man durch die hohe Süßkraft wenig davon einsetzen muss, um einen hohen Grad an Süße der Nahrungsmittel zu erlangen. So wandert der Sirup in alle möglichen Nahrungsmittel, die du in den Tiefkühltruhen der Supermärkte finden kannst, wie zum Beispiel in die Fertigpizza, in vorgegarte Nudelgerichte und in Tiefkühlgemüse.

Die Vorteile des Fructose-Sirups dienen ausschließlich der Nahrungsmittelindustrie. Mit Fructose-Sirup kann man sowohl den Geschmack von fruchtigen als auch von würzigen Speisen intensivieren. Bei Gebäck erhöht er das

Teigvolumen und sorgt für eine bessere Bräunung, bei Tiefkühlkost verhindert er die Eiskristallbildung. Er verfügt über eine sehr gute Löslichkeit und kristallisiert nicht aus. Das sind alles Eigenschaften, die in der Nahrungsmittelindustrie erwünscht sind und daher wird der Fructose-Sirup auch überall eingesetzt, egal, mit welchen negativen gesundheitlichen Auswirkungen das verbunden ist.

Kommen wir jetzt zu den Nachteilen, die Fructose für deinen Körper hat. Noch mal kurz zur Wiederholung: Die Glucose gelangt über deinen Dünndarm schnell ins Blut. Zusammen mit deinem Transporter Insulin, das von deiner Bauchspeicheldrüse gebildet wird, gelangt die Glucose in deine Leber. Dort wird sie in Glykogen den Speicherzucker umgewandelt und gelagert. Die restliche Glucose wird über das Blut an alle deine Organe weitergeleitet, die gerade Energie benötigen.

Glucose ist für die Energiegewinnung in den Zellen deines Körpers unverzichtbar, auf Glucose ist er angewiesen, aber Fructose benötigt dein Körper nicht unbedingt. Daher gelangt die Fructose auch nur sehr langsam über deinen Dünndarm ins Blut. Für die Aufnahme von Fructose braucht dein Körper kein Insulin, sie wird insulinunabhängig verstoffwechselt.

Ein gesunder Darm kann die normalen Mengen an Fructose, wie sie in Obst und Gemüse vorkommen, bestens verdauen. Wenn aber große Mengen an Fructose in den Darm gelangen, wie aus Süßigkeiten oder Softdrinks, ist dein Darm komplett überlastet. Er kann die Menge an Fructose nicht schnell genug ins Blut weitergeben und so gelangt ein großer Teil davon in deinen Dickdarm und hier sind dann die Probleme vorprogrammiert.

Dein Dickdarm hat ein fein abgestimmtes Milieu an Bakterien, die für eine reibungslose Verdauung des ankommenden Nahrungsbreis sorgen. Durch die viel zu hohe Menge an Fructose, die in deinen Dickdarm gelangt, gerät dein Darmmilieu aus dem Gleichgewicht. Die „schlechten" Bakterien, von denen du im Normalfall nur eine geringe Menge im Darm hast, können sich dadurch unglaublich vermehren. Das führt dann ganz schnell zu Beschwerden, wie zum Beispiel Blähungen, Bauchschmerzen, Durchfall und Übersäuerung.

Verdauungsbeschwerden, die durch einen hohen Fructosegehalt in der Nahrung ausgelöst werden, bezeichnet man auch als Fructose-Malabsorption. Das bedeutet, dass dein Körper die Fructose schlecht aufnehmen kann. Der Dünndarm ist einfach völlig überfordert mit der viel zu hohen Menge an Fructose. Es gibt auch noch, im Zusammenhang mit der Fructose, die Fructose-Intoleranz. Dies ist eine Unverträglichkeit, bei der schon geringe Mengen Fructose, aus Obst und Gemüse, zu Verdauungsstörungen führen können. Aber auf dieses Thema möchte ich hier nicht näher eingehen, das würde den Rahmen dieses Buches sprengen.

Langfristig fördert ein zuviel an industriell hergestellter Fructose das sogenannte Leaky-Gut-Syndrom. Das bedeutet, es entstehen Entzündungsprozesse an der Dünndarmschleimhaut, die dazu führen, dass die Durchlässigkeit der Darmschleimhaut erhöht wird. Dadurch können auch Substanzen in die Blutbahn gelangen, die mit dem Stuhl ausgeschieden werden sollten. Diese fremden Substanzen in deiner Blutbahn sind für die Entstehung von Allergien und allen sonstigen Autoimmunerkrankungen verantwortlich. Wenn du an Allergien, wie Heuschnupfen oder Neurodermitis leidest, vermeide so gut es geht ein Übermaß an industriell hergestellter Fructose.

Ich möchte jetzt noch einmal kurz auf das

Darmmilieu zu sprechen kommen. Eine gesunde Darmflora ist absolut essenziell für einen gesunden Körper. Wenn deine Darmbakterien aus dem Gleichgewicht geraten sind, spricht man von einer sogenannten Dysbakterie. Diese erzeugt in deinem Darm ein giftiges Milieu, in dem deine „guten" Bakterien kaum eine Überlebenschance haben.

Dieses saure Darmmilieu ist ein optimaler Lebensraum für „schlechte" Bakterien, Parasiten und Pilze, die sich hier äußerst wohl fühlen und sich dementsprechend gut vermehren. Durch diese falsche Darmbesiedelung wird dein komplettes Immunsystem extrem geschwächt. Es kann zu chronischen Entzündungen, Pilzinfektionen, Depressionen, bis hin zu Krebserkrankungen kommen. Fructose fördert nicht nur eine Krebserkrankung aufgrund der gestörten Darmflora, sondern Fructose ist sogar die bevorzugte Nahrung von Krebszellen. Das ist doch wirklich gut zu wissen, oder? Also verzichte in Zukunft lieber auf Süßigkeiten, iss dafür lieber Obst!

Ein weiterer gesundheitlicher Nachteil von Fructose ist der, dass beim Abbau in der Leber, große Mengen an Harnsäure entstehen. Das tritt bei keinem anderen Kohlenhydrat auf. Ein erhöhter Harnsäurespiegel kann zu Nierensteinen (Harnsäuresteine) und zu Gicht führen. Beides sind äußerst schmerzhafte Erkrankungen, bei denen unbedingt auf eine Ernährung ohne konzentrierte, industriell hergestellte Fructose geachtet werden sollte.

Durch einen hohen Harnsäurespiegel werden deine Zellen weniger sensibel für Insulin. Damit Insulin an deine Zellen andocken kann, benötigt es Stickoxid (NO). Die Harnsäure vermindert aber die Verfügbarkeit von Stickoxid und so kann immer weniger Insulin an deine Zellen andocken. Hier spricht man dann von der sogenannten Insulinresistenz. Diese Insulinresistenz ist das Hauptsymptom bei einer Diabetes Typ 2 Erkrankung.

Bevor es zur Entstehung einer Diabetes Erkrankung kommt, führt schon eine leichte Insulinresistenz zu einer sogenannten Fettleber, wenn viel Fructose gegessen wird. Dein Körper kann aus der Glucose, durch die Insulinresistenz, nur noch wenig Glykogen herstellen. Glykogen ist aber, wie du schon weißt, die Energie die alle deine Körperzellen zum Leben benötigen. Dadurch fehlen deinem Körper jetzt wichtige Energiereserven. Also muss er ausweichen und stellt jetzt aus allen Kohlenhydraten, die er bekommt, Fett her und lagert dieses Fett in der Leber ein.

Dieser Prozess findet langsam und von dir unbemerkt statt. Deine Leber wird immer größer und schwerer. Es kann zu Lebererkrankungen, wie zum Beispiel Hepatitis oder einer Leberzirrhose kommen. Eine Fettleber wurde bisher immer mit einem hohen Alkoholkonsum in Verbindung gebracht, da der Alkohol in der Leber zu Fett umgewandelt wird. Mittlerweile gibt es sogar schon viele übergewichtige Kinder, bei denen eine Fettleber festgestellt wurde. Diese entsteht durch einen hohen Konsum von Fructose.

Stickoxid (NO), welches die Zellen empfänglich macht für Insulin, wie weiter oben schon beschrieben, hat auch noch die Aufgabe, deine Blutgefäße flexibel zu halten. Die hohe Harnsäurekonzentration in deinem Blut, wenn du viel Fructose konsumierst, hat zur Folge, dass deine Stickoxidproduktion nicht mehr optimal funktioniert. Dadurch verlieren deine Blutgefäße an Elastizität und werden starr. Daraus kann sich Bluthochdruck entwickeln und die Gefahr von Herz-Kreislauf-Erkrankungen steigt stark an.

Die hohe Harnsäuremenge, die in deinem Körper entsteht, wenn du große Mengen an Fructose zu dir nimmst, muss über deinen Urin wieder vom Körper ausgeschieden werden. Dadurch werden deine Nieren stark belastet. Es kann zu einer nur noch eingeschränkten Nierenfunktion kommen. Dies bedeutet, dass dein Körper nicht mehr richtig entsäuert und entgiftet werden kann, er übersäuert und verschlackt immer mehr.

Die Nieren sind, unter anderem, das Organ, in dem dein Körper Vitamin D in seine aktive Form, das Calcitriol, umwandelt. Ist die Harnsäuremenge in deinen Nieren zu hoch, wird dieser wichtige Vorgang blockiert. Die Folge davon ist ein Vitamin D Mangel, der wiederum verhindert, dass deine Knochen mit einer ausreichenden Menge an Kalzium versorgt werden. Ein hoher Fructoseverzehr kann so auch für die Entstehung von Osteoporose verantwortlich sein. Wie du siehst, hängt eins am anderen!

Du weißt ja jetzt schon, dass die Fructose in deiner Leber zu Fett abgebaut wird. Ein großer Teil dieses vielen Fettes wird auch noch in deinen Fettdepots gespeichert und daher kann man ganz klar sagen, dass ein hoher Konsum von Fructose über einen längeren Zeitraum, zu

Übergewicht führt. Ein weiterer Anteil des überschüssigen Fettes gelangt in deinen Blutkreislauf und verursacht hier einen hohen Cholesterinspiegel sowie hohe Blutfettwerte.

2.3 Warum die Lipogenese Schuld an deinem Bauchfett ist

Der nächste wichtige Punkt, den ich dir erklären möchte, ist die sogenannte Lipogenese. Dieser Begriff bezeichnet den Aufbau von Depotfett in deinem Fettgewebe. Kommt dir bestimmt bekannt vor. Es wird zum Beispiel sichtbar in Form von kleinen oder auch manchmal mächtigen Röllchen am Bauch. Bei der schon erwähnten Insulinresistenz reagiert dein Körper nicht mehr auf das im Blut befindliche Insulin. Es bleibt also eine große Menge Insulin in deinem Blut.

Dieser hohe Insulingehalt bedeutet für dein Gehirn, dass genügend Glucose als Energieversorgung für deine Zellen vorhanden ist. Die Glucose gelangt aber aufgrund der Insulinresistenz nicht in die Zellen, das weiß aber dein Gehirn nicht. Dadurch wird jetzt auch kein Signal zur Fettverbrennung gegeben, da dein Gehirn ja glaubt, es ist genügend Energie vorhanden. Somit wird verständlich, dass ein hoher Insulinspiegel den Abbau von Fett hemmt, was zur Lipogenese führt.

2.4 Weshalb Zucker deine Hormone beeinflußt

Es gibt noch einen weiteren Mechanismus, der durch ein Übermaß an Fructose in Gang gesetzt wird und der deine Bemühungen Gewicht zu verlieren verhindert.

Deine Fettzellen produzieren normalerweise das Hormon Leptin, das deinem Gehirn mitteilt, wenn deine Fettdepots gut gefüllt sind. Leptin ist das Hormon, das für dein Sättigungsgefühl zuständig ist, damit du aufhörst zu essen, wenn du satt bist. Fructose schaltet diesen Mechanismus aus, indem sie dein Gefühl satt zu sein unterdrückt.

Ein hoher Konsum von Fructose kann langfristig zu einer Leptinresistenz führen, das heißt: dein Körper reagiert nicht mehr auf das Hormon Leptin und dadurch bekommst du kein Sättigungsgefühl mehr. Das Signal an dein Gehirn, dass du jetzt satt bist, kommt nicht mehr an, du isst automatisch immer weiter.

Damit hast du jetzt drei verschiedene Mechanismen kennengelernt und alle drei haben gezeigt, dass ein hoher Konsum von künstlich hergestellter Fructose deinem Körper schadet und dich in letzter Konsequenz dick macht, indem es wichtige Regelkreise deines Körpers einfach außer Gefecht setzt. Hier sind die drei Mechanismen noch einmal kurz zusammengefasst:

1. Fructose wird von deinem Körper in Fett umgewandelt und dann in deinen Depots gespeichert

2. Fructose unterdrückt die Fettverbrennung und baut gleichzeitig mehr Fett auf (Lipogenese)

3. Fructose verhindert dein Gefühl satt zu sein (Leptin)

Hast du schon einmal etwas vom metabolischen Syndrom gehört? Dieser Ausdruck bezeichnet die Kombination von verschiedenen Symptomen, die alle gleichzeitig auftreten und das Risiko für Herz-Kreislauf-Erkrankungen enorm erhöhen können. Diese Symptome äußern sich in Bluthochdruck, Übergewicht, Diabetes (Insulinresistenz) und Fettstoffwechselstörungen. Ein hoher Fructosekonsum begünstigt alle diese vier

Beschwerdebilder und fördert zudem die Entstehung von Fettleibigkeit, der sogenannten Adipositas.

2.5 So ist dein Blutzuckerspiegel ständig im Ausnahmezustand

Kannst du dir vorstellen, was in deinem Körper passiert, wenn du zu den Menschen gehörst, die meistens Weißmehlprodukte aus vitalstoff freiem Auszugsmehl essen und kaum Obst und Gemüse? Die viele Süßigkeiten essen, die Unmengen an raffiniertem Fabrikzucker enthalten und Softdrinks konsumieren, statt Wasser oder ungesüßten Tee? Um diese Fragen zu beantworten, schauen wir uns den künstlichen Zuckerzyklus und seine Folgen für deinen Körper genauer an.

Also, du machst dir zum morgendlichen Frühstück ein Müsli aus der Packung, womöglich noch mit viel „guter" Milch obendrüber. Gelangt dieser Zuckerbrei in deinen Dünndarm, kommt ganz schnell viel Glucose in dein Blut und in deine Leber. Jetzt ist dein Körper in einem absoluten Ausnahmezustand. Deine Leber ist mit dem vielen unnatürlichen Zucker, der da eintrifft, überfordert. Hinzu kommt noch, dass keinerlei brauchbare Mineralien, Vitamine und Spurenelemente mit dabei sind, um den ganzen Brei einigermaßen gut zu verwerten.

Wenn du jeden Tag viele solcher stark kohlenhydrathaltigen Mahlzeiten zu dir nimmst, beginnt deine Leber langsam anzuschwellen. Sie vergrößert sich, um leistungsfähiger zu werden und noch mehr Zucker aufnehmen zu können. Aber das gelingt ihr nicht, da die Mengen an Kohlenhydraten, die wir normalerweise am Tag essen, einfach zu viel sind. Die eigentliche Aufgabe unserer Leber ist die, Gifte und Schadstoffe aus unserem Blut herauszufiltern. Für diese Aufgabe hat die Leber jetzt keine Kraft mehr. Unser Körper wird dadurch schwach und anfällig für Krankheiten.

Dein Blutzuckerspiegel steigt nach dem Frühstück rasant und schnell an, auf Spitzenwerte von 150 bis 180 mg (der Normalwert liegt bei 80 bis 100 mg), da deine Leber auf dem Zahnfleisch kriecht. Das bedeutet für deinen Körper Lebensgefahr! Du aber fühlst dich aufgeputscht und euphorisch. Jetzt wird in Panik von deiner Leber der Befehl ausgesendet, Insulin zu produzieren. Das funktioniert auch wunderbar, aber es wird, durch die ganze Aufregung, viel zu viel davon hergestellt. Das führt dann zu einer starken Unterzuckerung, dem sogenannten Insulinschock.

Wenn du zusätzlich zu dem vielen Zucker auch noch viel Fleisch, Milchprodukte und Eier isst, hast du wahrscheinlich an den Wänden deiner Blutgefäße sogenannte Eiweißablagerungen, die deinen Blutfluss stark einengen und somit aus deiner Autobahn einen schmalen Feldweg machen. Das Insulin und alle weiteren wichtigen Stoffe können somit nicht mehr schnell genug am Ort des Geschehens sein, nur noch mit sehr viel Verspätung.

Während sich dein Insulin einen Weg bahnt über den engen Feldweg, bekommt deine Bauchspeicheldrüse immer weiter den Befehl, doch endlich Insulin zu schicken. Das tut sie dann auch so lange, bis endlich die erste Ladung an Ort und Stelle eingetroffen ist. Jetzt wird mit dem Abtransport der Zuckermoleküle begonnen. Aber es kommt schon die nächste Fuhre und die Übernächste, bis kein Zucker mehr in deinem Blut vorhanden ist. Der Insulinschock ist eingetreten. Das Fachwort dafür heißt Hypoglykämie.

Dein Blutzuckerspiegel liegt jetzt, nach etwa 90 Minuten seit seinem Spitzenwert, bei etwa 50 mg. Wenn du also so gegen 9 Uhr dein Müsli gefrühstückt hast, fühlst du dich etwa um 11 Uhr schon wieder müde und schlapp. Du bist unkonzentriert, brauchst eine Tasse Kaffee oder einen Schokoriegel, um dich wach zu halten und kannst es kaum noch aushalten bis zum Mittagessen.

Im Zustand der Unterzuckerung kann es zu Heißhungerattacken kommen, zu Schweißausbrüchen, Angstzuständen und Herzklopfen. Wenn dein Blutzuckerspiegel im Keller ist, kann das bei dir zu geistiger Verwirrtheit führen, zu Sehstörungen, Sprachstörungen, Aggressivität, Gereiztheit, Schlafstörungen, starkem Pessimismus bis hin zu Depressionen. Wie du sehen kannst, ist die Liste der Beschwerden, für die Zucker verantwortlich ist, schon ziemlich lang.

Du gönnst dir jetzt einen Schokoriegel und eine Tasse Kaffee, um aus diesem Energietief herauszukommen. Nach einer gewissen Zeit setzt die aufputschende Wirkung des Zuckers und des Koffeins ein. Du fühlst dich wieder gut, wach und fit. Deine Leber bekommt die nächste Ladung Glucose und der ganze Kreislauf beginnt von vorne, denke an deine schlechten Straßenverhältnisse. Durch dieses ständige rauf und runter deines Blutzuckerspiegels befindet sich dein Körper in permanentem Dauerstress und das wirst du früher oder später zu spüren bekommen.

2.6 Warum sind Ballaststoffe so gesund?

Am besten kann dein Körper Fructose (Fruchtzucker) verarbeiten, die aus reifen Früchten kommt. Achte darauf, dass du reifes Obst möglichst ungeschält isst, damit du alle Ballaststoffe, die in der Frucht enthalten sind, mit aufnimmst. Die Kombination macht es nämlich! Durch die Ballaststoffe im Obst wird der Zucker nur langsam von deinen Zellen aufgenommen. Denn wie du ja schon weißt, wirken Ballaststoffe wie eine Bremse, die verhindert, dass die Fructose zu schnell in deine Blutbahn gelangt. So steigt dein Blutzuckerspiegel nur langsam an.

Wenn du aber das Obst in einem Entsafter von den Ballaststoffen trennst, geht der Zucker schnell ins Blut und dein Blutzuckerspiegel steigt rasant an und fällt dann rasch wieder ab. Dadurch bekommst du schneller wieder Hunger. Bei einem Apfel zum Beispiel solltest du immer die Schale mitessen. Wasche den Apfel vor dem Essen gut ab und iss die Schale mit, dadurch bleibst du länger satt. Außerdem sitzen die wertvollen Stoffe direkt unter der Schale.

2.7 Vitalstoffe Fehlanzeige!

Für die meisten von uns ist das morgendliche Brötchen mit Marmelade, das Toastbrot mit dem braunen Schokoaufstrich oder das Müsli aus der Packung Standard zum Frühstück. Der darin enthaltene isolierte, reine Fabrikzucker unterstützt die rasche Vermehrung von „schlechten" Bakterien, Pilzen und Parasiten in deinem Magen und Darm. Eine intakte Darmflora kannst du dir durch eine solche Ernährungsweise binnen sechs Wochen komplett zerstören. Trinkst du zusätzlich noch Alkohol, rauchst du oder nimmst Medikamente ein, geht das noch schneller.

Eine angegriffene Darmflora verursacht Mundgeruch, Blähungen, Verdauungsstörungen aller Art, Haarausfall, Hautveränderungen, juckende Ausschläge und viele weitere unangenehme Beschwerden.

Wenn deine Darmflora derart aus dem Ruder gelaufen ist, schlägt sich schon der kleinste Bissen gewichtsmäßig nieder, da nichts mehr von deinem Körper ordnungsgemäß verarbeitet werden kann. Du kennst bestimmt den Spruch: „Ich brauche die Schokolade nur anzuschauen und habe schon ein paar Kilo mehr auf der Waage".

Nach dem Frühstück gelangt die süße Mehlpampe über deinen Magen in den Dünndarm. Dieser ist über das Zuckergemisch nicht erfreut und sucht erst einmal vergeblich nach Vitamin B1, was er hier natürlich nicht findet. Deine Leber benötigt Vitamin B1 und das Spurenelement Mangan, um für den Dünndarm Verdauungsenzyme zu bilden. Diese können dann die Kohlenhydrate in Glucose und somit deine „Buchenholzscheite" aufspalten.

In den Randschichten und im Keim des Weizenkorns war Vitamin B1 zwar vorhanden, aber durch den Verarbeitungsprozess ist davon nichts mehr übrig geblieben. Das Gleiche gilt für die Zuckerrübe. Auch hier war das Vitamin einst vorhanden, mit vielen anderen Vitalstoffen und wurde dann durch den Isolierungsprozess herausgelöst und landete im Kompost oder als Tierfutter.

Auch Mangan ist in deinem Frühstück nicht enthalten, sodass deine Leber schauen muss, wo sie diese beiden Stoffe herbekommt. Deine körperliche Lage wird kritisch, wenn gar kein Mangan mehr zur Verfügung steht, denn auch deine Bauchspeicheldrüse braucht zur Produktion von Insulin Mangan.

Ohne Insulin steigt dein Blutzuckerspiegel dauernd immer weiter und das bedeutet für deinen Körper Lebensgefahr. Dir wird übel, du musst dich übergeben und ganz oft Wasser lassen. Auf lange Sicht kann es zu Bewusstlosigkeit, Kreislauf- und Nierenversagen kommen. Mangan ist in Nüssen vorhanden, im vollen Korn und in tropischen Früchten. Achte also darauf, dass dein Körper gut mit Mangan versorgt ist.

Wenn du jeden Tag viele industriell hergestellte Nahrungsmittel isst, kannst du dir jetzt bestimmt vorstellen, welche Mangelernährung in deinem Körper entsteht. Isolierte Kohlenhydrate, also Fabrikzucker und Weißmehl sind reine Glucose, die keinerlei Vitalstoffe mehr enthält. Hier fehlt es an allem, was dein Körper für eine richtige Funktion braucht. Er bekommt keinerlei Ballaststoffe, keine Mineralstoffe, keine Vitamine und keine Spurenelemente mehr. Alles ist komplett frei von jeglichen Stoffen, ohne die dein Körper aber nicht lebensfähig ist.

In den isolierten Kohlenhydraten der industriell

hergestellten Nahrungsmittel fehlt übrigens der gesamte Vitamin B Komplex vollständig. Somit auch Vitamin B3, das ebenfalls zur Verarbeitung der Kohlenhydrate gebraucht wird. Vitamin B3 ist der „Feueranzünder", der die Enzyme aktiviert, die für die Kohlehydrataufspaltung zuständig sind. Ohne Vitamin B3 kann da nicht gearbeitet werden.

Hier muss dein Körper jetzt wieder ausweichen und schauen, wo er genügend Vitamin B3 herbekommt. Er holt sich die fehlende Menge von der Aminosäure, die das Hormon Seroton herstellt. Und du ahnst es schon, für das Herstellen deines Glückshormons Serotonin bleibt da nicht mehr viel übrig. Das heißt im Klartext, du bist müde, energielos, schlecht drauf und im schlimmsten Fall führt dich das in eine tiefe Depression.

Die Glucose aus deinem Frühstück kommt ungebremst in dein Blut, da keine Vitalstoffe und Ballaststoffe (Bremsklötze) vorhanden sind. Du bekommst einen richtigen Zuckerschock! Das sind keine gut abgelagerten Buchenholzscheite mehr, sondern Stapel an trockenem Zeitungspapier, die lichterloh brennen und so in der Natur niemals vorkommen würden. Mit diesem Papier ist kein dauerhaftes, wärmendes Feuer möglich.

In Sekundenschnelle ist der ganze Stapel abgebrannt und erlöscht wieder, genauso schnell, wie er in Flammen aufgegangen ist.

Übrig bleibt davon nur ein großer Haufen Asche, anstatt gut arbeitender Organe und eine wärmende Glut. Dein Blutzuckerspiegel liegt nach einer solchen Mahlzeit erschöpft am Boden. Für solche Extremfälle ist dein Arbeiter Glycagon zu langsam, daher springt deine Nebennierenrinde für ihn ein. Sie produziert das Hormon Adrenalin, das deinen Körper zu Höchstleistungen bringen kann. Unter dem Einfluss von Adrenalin wird ganz schnell Glucose freigesetzt, du fühlst dich danach wie unter Strom, aufgeputscht und euphorisch.

Bei einer solchen Ernährung, die aus vielen industriell hergestellten Nahrungsmitteln besteht und so gut wie keine Vitalstoffe und Ballaststoffe mehr enthält, ist es nicht verwunderlich, dass unsere Psyche ständig zwischen tiefer Depression und völliger Euphorie hin und her schwankt. Diesen Wechsel von „Himmel hoch jauchzend und zu Tode betrübt" kann man heute bei vielen Menschen beobachten.

3. Kapitel:
Macht Zucker süchtig?

Diese Frage kann man eindeutig mit „JA" beantworten. Zucker löst in deinem Gehirn die gleichen Reaktionen aus wie Nikotin, Kokain und Morphin, nur in abgeschwächter Form. Zucker liefert dir schnelle Energie, die sofort ins Blut geht. Nach dem Essen von einem Schokoriegel geht es dir gleich besser, du fühlst dich leicht und voller Wohlbehagen, deine Konzentrationsfähigkeit steigt, die Nervosität lässt nach. Für eine kurze Zeit fühlst du dich glücklich, stark und leistungsfähig.

Zucker erzeugt in deinem Körper das gleiche Aktivitätsmuster, wie bei einem Drogenabhängigen. Wenn du Süßigkeiten kaufst, geschieht das nicht aus deinem freien Willen heraus, sondern meist vollkommen unbewusst. Für viele Menschen sind Süßigkeiten eine Belohnung und sogar oft ein Ersatz für fehlende Zuneigung, die der Körper nach einer gewissen Eingewöhnungszeit jeden Tag haben möchte. Das ist ein eindeutiges Suchtverhalten, von dem du wahrscheinlich noch nicht einmal etwas weißt. Du siehst also, Zucker ist eindeutig ein Suchtmittel.

Unsere Vorfahren haben sich von den Früchten und Blättern der Bäume, Wurzeln, Samen, Nüssen und Beeren ernährt. Heute glauben wir, dass wir davon nicht satt werden. Früher bewegten sich die Menschen noch viel mehr, als wir das heute tun. Die Nahrung musste gesammelt werden, es gab keine Autos, alles wurde zu Fuß erledigt. Die Menschen konnten nicht den ganzen Tag bequem auf einem Bürostuhl sitzen oder vor dem Fernseher auf der Couch liegen.

Getreide in unserer heutigen Form gab es damals noch nicht. Früher kannten die Menschen auch keinen Kuchen und kein Brot. Die frischen Samen von Wildgräsern wurden gesammelt und direkt gegessen. Es fand keinerlei Verarbeitungsprozess der Körner statt. Unser heutiges Brot ist von sehr schlechter Qualität und daher für deinen Körper gesundheitsschädlich. Es ist voll von chemischen und somit künstlichen Zusätzen und das Backen bei großer Hitze verändert die Eiweißstruktur, sodass es für deinen Körper schwer verdaulich wird.

Das Getreide von heute ist völlig überzüchtet, genauso wie unsere Obst- und Gemüsesorten. Die drei wichtigsten Zuchtkriterien für die Produktion moderner Lebensmittel sind:

- ein hoher Glutengehalt

- eine gute Erntefähigkeit der Ähren mit großen landwirtschaftlichen Maschinen

- große Körner, höchstmögliche Ausbeute pro Ähre

Je höher der Glutengehalt des Getreides, desto besser sind die Backeigenschaften, das heißt, der Teig kann gut in großen industriellen Anlagen verarbeitet werden (Massenproduktion). Dadurch steigt bei vielen Menschen aber die Gefahr, gegen dieses unnatürliche Eiweiß Allergien zu entwickeln.

Die riesigen gezüchteten Körner sitzen auf sehr dünnen Stängeln und haben mit ihren wilden Vorfahren nicht mehr viel zu tun. Sie sind alleine nicht überlebensfähig und äußerst anfällig für Insekten- und Pilzbefall. Daher sind sie auf eine intensive „Pflege" durch den Landwirt angewiesen. Dieser setzt fleißig alle möglichen chemischen Mittel, wie Herbizide, Fungizide, Pestizide und Nitratdünger ein, um seine Schützlinge aufzupäppeln und bei der Stange zu halten.

Nach der Ernte werden die ballaststoffreichen Randschichten und der vitamin- und mineralienreiche Keim entfernt. Übrig bleiben nur die isolierten Kohlenhydrate, also Stärke und Zuchteiweiß. Das kann für deinen Körper und deine Gesundheit fatal sein. Bei der industriellen Herstellung von Zucker sieht es nicht besser aus. Auch hier bleiben am Ende des Prozesses nur die isolierten Kohlenhydrate übrig, die schädlich für deinen Körper sind. Die Blätter der Zuckerrübe oder des Zuckerrohrs enthalten die wichtigen Vitamine, Spurenelemente, Mineralstoffe und Ballaststoffe. Diese Reste, der „Abfall", also genau das, was für deinen Körper gesund und wichtig ist, wird im Normalfall an Tiere verfüttert oder entsorgt, wie schon mal weiter oben erwähnt. Welch ein Wahnsinn!

Zucker gilt heute leider immer noch als völlig harmloses Nahrungsmittel, das wir schon kleinen Babys verabreichen. Direkt nach der Geburt, werden unseren Allerkleinsten mit Zucker gesüßte Tees und Fertigmilchpulver (enthält Milchzucker) verabreicht. Darüber macht sich keiner groß Gedanken und dieses Verhalten wird von den allerwenigsten hinterfragt. Es scheint niemanden zu beunruhigen, dass sich dadurch schon gleich am Beginn ihres Lebens die Darmflora nicht richtig entwickeln kann.

Der Geschmackssinn eines Babys befindet sich

noch in der Entwicklung und kann daher wunderbar auf süß getrimmt werden. Füttert man ein Baby regelmäßig mit zuckerhaltigen Nahrungsmitteln, wird die Reizschwelle für das Süßempfinden in schwindelerregende Höhen getrieben. Solchen Kindern schmeckt kein süßes Obst mehr, sie brauchen für ihren Geschmack nach Süß, den reinen Zucker. Wird die zuckrige Süßigkeit zudem noch als Belohnung gegeben, ist die Konditionierung auf Zucker perfekt gelungen und das für das ganze Leben.

Für die Lebensmittelindustrie sind sie die perfekten Kunden und das auch ein Leben lang. Die Konzerne wissen natürlich ganz genau, dass Zucker süchtig macht und nutzen diesen Umstand gnadenlos aus. In die Produkte wird immer mehr Zucker hineingepackt, was zu noch mehr Zuckersüchtigen führt. Die Menschen essen immer mehr davon und werden dadurch fett und krank, während die Lebensmittelindustrie auf Kosten unser aller Gesundheit satte Gewinne macht.

4. Kapitel:
Wie du deine Gewohnheiten dauerhaft änderst

Bevor ich dir Tipps gebe, um deine Gewohnheiten dauerhaft zu ändern, überlege einmal, welche Rolle Gewohnheiten in deinem Leben spielen. Im normalen Alltag hinterfragst du deine gewohnten Routinen nicht mehr. Das ist vollkommen menschlich, da auf diese Weise viele Entscheidungen automatisch ablaufen und durch die antrainierte Routine leicht abrufbar sind. Für dein Gehirn ist das ein Vorteil, denn für Routinen braucht es weniger Energie.

Der Nachteil daran ist jedoch, dass auch schlechte Gewohnheiten problemlos von deinem Gehirn aufgenommen und umgesetzt werden. Dadurch fällt es dir schwer, davon wieder loszukommen. Das schaffst du meistens nur, wenn du ganz bewusst bei der Sache bist, sonst tricksen dich deine schlechten Gewohnheiten aus.

Um deine schlechten Gewohnheiten zu ändern, musst du sie genau reflektieren und dich fragen, ob diese Automatismen in Zukunft noch mit deinen Zielen vereinbar sind. Willst du deinen

Zuckerkonsum reduzieren und davon gehe ich aus, sonst hättest du dir dieses Buch nicht gekauft, musst du dich erst mal vollkommen neu programmieren.

Das könnte dann so aussehen, dass du schon morgens statt den gewohnten Schokoriegel einen Apfel oder eine Banane einpackst. Das ist zu Anfang erst einmal schwer, weil dein Gehirn anders programmiert ist, aber es lohnt sich. Nach etwa 30 Tagen hat sich dein Gehirn auf die neuen Gewohnheiten umprogrammiert und du musst nicht mehr darüber nachdenken. Das Obst wandert automatisch in deine Tasche.

Über Jahrzehnte festgefahrene Gewohnheiten lassen sich nicht von heute auf morgen verändern. Dazu gehört schon eine Portion Willen und Durchhaltevermögen. Wie schon im letzten Abschnitt erwähnt, dauert es etwa 30 Tage, bis dein Gehirn neue Gewohnheiten einprogrammiert hat, ohne dass du darüber nachdenken musst. Diese 30 Tage brauchst du, danach wird es einfacher. Das ist doch eine tolle Nachricht, oder? Im Folgenden gebe ich dir acht Tipps mit auf den Weg, die dir die 30 Tage des Durchhaltens wesentlich erleichtern werden.

4.1 Mit Umdenken zum Erfolg

Auf lange Sicht gesehen bringt dich nur ein Umdenken zum Erfolg. Trauere nicht dem Süßkram hinterher, sondern fokussiere deine Gedanken darauf, wo du hin willst.

Denke an den nächsten Urlaub, in dem du dich mit deiner neuen schlanken Figur am Strand zeigen kannst. Freue dich auf deinen neuen Körper, du wirst dich wieder wohler fühlen und weniger unter gesundheitlichen Problemen zu leiden haben. Sei von den angestrebten Änderungen überzeugt!

Versuche eine gewisse Lust an der Veränderung zu haben und informiere dich ausführlich auch noch bei anderen Medien über die Vorteile, die es mit sich bringt, seinen Zuckerkonsum einzuschränken. Das wird dich dazu motivieren, am Ball zu bleiben.

4.2 Kleine Ziele – große Wirkung

Triff eine ehrliche Vereinbarung mit dir selbst und setze dir erst mal ein kleines Ziel. Schreibe dieses Ziel auf und schau es dir jeden Tag an. Zum Beispiel:

- ich esse zwischen Frühstück und Mittagsessen nur noch Obst

- ich esse nach dem Mittagessen kein Dessert mehr, sondern eine Banane

- ich esse vor 18 Uhr zu Abend und auch nur noch eine halbe Portion

- abends wird selbst gekocht, statt Pizza und Pasta beim Italiener zu bestellen

- ich esse mittags nicht mehr in der Kantine, sondern nehme mein vorbereitetes Essen von zu Hause mit und gehe lieber in der Pause eine Runde an die frische Luft

Plane deine Gewohnheitsänderungen in kleinen, aber effizienten Schritten und versuche sie die erwähnten 30 Tage durchzuhalten. Nimm dir genügend Zeit für die Vorbereitung und schreib dir wirklich mal auf, was du in Zukunft nicht mehr essen willst und was deine Alternativen sein sollen. Zum Beispiel statt Spaghetti, die du nicht mehr essen willst, isst du alternativ Zucchini, die kannst du mit dem Spiralschneider in Spaghettiform schneiden. Informiere dich über gesunde Alternativen, die dir schmecken und lege dir zu Hause einen Vorrat davon an.

Kämpfst du innerlich gegen Widerstände, die dich davon abhalten, gesunde Alternativen zu essen und zu trinken? Dann finde Möglichkeiten, um deine Widerstände allmählich abzubauen. Dies gelingt dir ganz einfach, wenn du mit dir selbst neue Gewohnheiten vereinbarst. Mache das in kleinen Schritten, die Veränderungen sollen nicht zur Qual werden, denn sonst hältst du das Ganze auf Dauer nicht durch. Die Gewohnheitsänderungen sollen ja für den Rest deines Lebens sein, damit du nicht wieder zu den alten, ungesunden Gewohnheiten zurückkommst. Schreib dir am besten deine neuen Gewohnheiten auf.

Lege Ausnahmen fest, an denen du auch Süßigkeiten essen darfst, wie zum Beispiel Geburtstage oder andere Feierlichkeiten, übertreibe es mit dem Essen an diesen Tagen aber nicht. Informiere deine Freunde, Familie und Kollegen über dein Vorhaben, damit sie sich danach richten können. Vielleicht triffst du auf Gleichgesinnte, die auch ihre Gewohnheiten ändern wollen. Zusammen geht es immer leichter. Entwickle eine klare Vorstellung davon, was deine Ziele sind, aber stelle auch nicht gleich zu hohe Ansprüche an dich selbst, denn sonst bist du schnell enttäuscht und gibst vorschnell auf. Alles ist ein Prozess und der dauert erst mal eine Weile, bis er bei dir in Fleisch und Blut übergegangen ist. Sei also nicht so streng zu dir selbst und hab Geduld!

4.3 Dokumentiere deine Fortschritte

Wenn du deine Ziele und Visionen aufgeschrieben hast, versuche die Veränderungen und Fortschritte zu dokumentieren. Du kannst zum Beispiel jede Woche ein Selfie in der gleichen Kleidung von dir machen und schauen, ob du Veränderungen siehst. Sitzt die Jeans immer noch so eng, oder ist schon etwas mehr Platz in der Hose vorhanden? Geht der oberste Knopf wieder einfacher zu? Du kannst dir auch einen Kalender oder eine Checkliste erstellen, in der du deine neuen Gewohnheiten einträgst und jeden geschafften Tag abhakst. Solche kleinen Dinge unterstützen dich dabei weiter zu machen und in deinen schwachen Momenten bleibst du so leichter am Ball. Damit es dir leichter fällt deine Ziele zu erreichen, habe ich für dich bereits eine Checkliste vorbereitet. Wie du sie erhalten kannst, erfährst du am Ende des Buches.

4.4 Erkennen und Vermeiden

Nimm dir einmal wirklich Zeit für dich und analysiere deine Gewohnheiten, mach sie dir bewusst. Gehe gedanklich durch deinen Tag und schau genau, welche Situationen bei dir dazu führen, dass du automatisch zu Süßigkeiten greifst. Erkenne den Auslöser, der dich antriggert. Was bewegt dich immer wieder dazu, zuckerhaltige Nahrungsmittel zu essen? Die bewusste Wahrnehmung ist der Schlüssel dazu, um alte, festgefahrene Gewohnheiten zu ändern. Versuche deine Verhaltensmuster herauszubekommen, indem du selbst zu deinem Beobachter wirst.

Frage dich, durch was wird mein Hunger auf Süßigkeiten ausgelöst und welche Gefühle habe ich dabei? Bist du gelangweilt, traurig oder funktionieren Süßigkeiten bei dir als Belohnung? Wenn du dir einmal deiner Muster bewusst geworden bist, kannst du sie leichter ändern.

Die Versuchungen, denen wir täglich ausgesetzt sind, sind recht vielfältig. Da ist der leckere Geruch nach frisch gebackenem Brot aus der Bäckerei, der angenehme Duft von frisch aufgebrühtem Kaffee, der dir Lust auf Kuchen und Teilchen macht. Der Snackautomat direkt neben dem Büro, das Dessert in der Kantine, der Teller mit Süßigkeiten auf dem Nachbarschreibtisch, die Eisdiele und die Imbissbude auf dem Heimweg. Überall sind wir diesen Verlockungen ausgesetzt. Die einzige Chance diese ungesunden Gewohnheiten zu ändern, ist es, dass sie dir bewusst sind und du eine gute, gesunde Alternative parat hast, die dich zufriedenstellt und satt macht.

Damit du erst gar nicht auf die Idee kommst zum Schokoriegel zu greifen, oder zum süßen Softdrink, legst du dir vorher gesunde Alternativen zurecht. Wenn du keine Süßigkeiten zu Hause hast, kannst du auch keine essen.

Versuche, so gut es geht jeden Auslöser, der dich zum Konsum von Süßigkeiten und Fast Food verleiten könnte zu vermeiden. Ändere zum Beispiel deinen Weg zur Arbeit, damit du morgens nicht an der Bäckerei vorbeikommst. Iss nicht mehr in der Kantine, sondern bring dir etwas Gesundes von zu Hause mit. Stelle dich nicht mehr in die Nähe des Snackautomaten, während du auf deinen Zug wartest. Baue kleine Umwege ein, damit sparst du dir auf Dauer viel Geld und vor allem Kalorien.

Wenn du zum Beispiel auf dem Nachhauseweg

immer an der Imbissbude einen Döner gegessen hast, als Belohnung für einen anstrengenden Arbeitstag, könntest du stattdessen deinen Heimweg ändern und beim Bioladen vorbeifahren, dir frisches Gemüse holen, um zu Hause etwas Leckeres zu kochen.

4.5 Routinen ändern

Festgefahrene, tägliche Routinen zu ändern ist nicht ganz einfach, das weiß ich aus eigener Erfahrung. Es lohnt sich aber in jedem Fall, diese eingeschliffenen Muster zu hinterfragen und zu verändern. Wenn sie dir nicht mehr hilfreich sind, ersetze die alten Routinen durch bessere und vor allem gesündere. Das wird dir für die Zukunft eine unglaubliche Zufriedenheit schenken, sobald du deine alten Muster aufgelöst hast.

Falls du gewisse lieb gewonnene Gewohnheiten auch in Zukunft beibehalten möchtest, wie zum Beispiel deinen Nachmittagskaffee und Kuchen, ersetze sie durch gesunde Alternativen, wie zum Beispiel Tee und Energiebällchen aus Datteln und Kokosraspeln. Die Schokoriegel zwischendurch kannst du gut austauschen durch Obst oder gesunde Fruchtschnitten aus dem Bioladen. Iss anstatt einer normalen Tafel Schokolade eine Sorte mit hohem Kakaoanteil. Sie enthält weniger Zucker und schmeckt herber, was dazu führt, dass du automatisch weniger davon isst.

4.6 Widerstände erhöhen

Versuche es dir selbst so schwer wie möglich zu machen an Süßigkeiten heranzukommen. Das hilft dir dabei, den süßen Versuchungen zu widerstehen. Lass zum Beispiel dein Kleingeld zu Hause, damit du keine Münzen für den Süßigkeitenautomaten dabei hast. Sage deinen Kollegen, dass du in Zukunft kein Dessert in der Kantine mehr mitessen wirst. Dir fallen mit Sicherheit noch viele weitere Maßnahmen ein, um der Süßigkeitenfalle zu entgehen. Sei kreativ!

4.7 Belohne dich

Belohne dich regelmäßig für deine erfolgreichen Gewohnheitsänderungen! Du könntest zum Beispiel am Ende der Woche ins Kino gehen oder etwas Schönes mit deinem Partner unternehmen.

Belohne dich nicht mit einem üppigen Essen in einem Restaurant, denn das ist ja genau die Angewohnheit, die du los werden willst. Es muss schon irgendetwas Anderes sein, das dir Spaß macht und dich zum Weitermachen motiviert.

4.8 Soziales Umfeld

Dein soziales Umfeld ist ein wichtiges Kriterium, wenn es darum geht, deine persönlichen Gewohnheiten zu ändern. Wenn du alleine lebst, ist es kein Problem, die Schränke auszumisten und mal andere Wege zu gehen. Mit einem Partner sieht das schon wieder ganz anders aus. Versuche deinen Partner zu überzeugen und überrede ihn nicht mitzumachen. Das Überreden bringt nichts, wenn der Partner nicht auch, so wie du, wirklich von einer Änderung überzeugt ist. Überzeugungsarbeit ist angesagt! Gemeinsam wird es euch wesentlich leichter fallen am Ball zu bleiben, da ihr euch untereinander wunderbar austauschen könnt.

Auch Freunde und Arbeitskollegen prägen dein Verhalten. Hier ist es am besten, wenn du aktiv wirst und den ersten Schritt machst. Bringe leckere Alternativen mit ins Büro und stelle sie auf deinen Schreibtisch, als Gegenpol zum Süßigkeitenteller deines Kollegen. Beim nächsten Fernsehabend sorgst du für gesunde Alternativen, statt Cola, Pizza und Chips. Versuche niemanden zum Mitmachen zu überreden, sondern lebe du deinen gesunden Lebensstil vor. Erkläre den anderen die Vorteile, aber werde nicht zum Oberlehrer.

Wenn du zu Familienfeiern oder anderen Gelegenheiten eingeladen wirst, betrachte das als Ausnahme, bei denen du ganz normal mit den anderen zusammen isst. Solche Situationen werden sich auch in Zukunft immer wieder ergeben. Entspanne dich dabei, iss nur eine kleine Portion und genieße das Essen ohne ein schlechtes Gewissen zu haben. Ich persönlich habe die besten Erfahrungen damit gemacht, wenn ich meine kleine Portion ganz langsam esse und alles gut kaue. Welche positive Auswirkungen gutes Kauen auf deine Gesundheit hat, kannst du in meinem Buch „Hilf Deinem Darm" nachlesen. Du weißt ja, für dich ist das eine Ausnahmesituation und das nächste Essen wird wieder gesund für dich sein. Damit bist du mit dir selbst im Frieden und trittst keinem anderen auf die Füße.

5. Kapitel:
Dein neuer zuckerarmer Haushalt

Bei den meisten von uns hat die Prägung auf Zucker schon in der Kindheit begonnen. Schokolade, Eiscreme, Chips und so weiter dienten als Ersatz für Liebe, Trost und als Belohnung. Das weiß ich aus eigener Erfahrung nur zu gut. Dazu kommt, dass die Versuchung etwas zu essen an jeder Ecke lauert. Wir sind dauernd mit Essen konfrontiert, egal wo wir sind, überall ist Essen verfügbar. Damit du nicht ständig in Versuchung kommst, ungesunde zuckerhaltige Dinge zu essen, solltest du erst einmal in deinen eigenen vier Wänden ein gesundes Umfeld schaffen. Wie dir das in vier einfachen Schritten gelingt, erfährst du jetzt.

1. Schritt: Ausmisten
Als Einstieg in ein neues und gesünderes Leben empfehle ich dir, in deinem Kühlschrank und in deinen Vorratsschränken mal richtig auszumisten, aufzuräumen und sauber zu machen. Das hat mir als ersten Schritt sehr geholfen, um mir klar zu machen, was ich da eigentlich alles für ungesunde Sachen esse. Hole alles aus den Schränken heraus, auf diese Weise wirst du am schnellsten all das süße Zeug los, das du ange-

sammelt hast. Komm dabei nicht auf den Gedanken, du brauchst das noch – das stimmt nicht. Wenn du so denkst, bist du kopfmäßig noch nicht so weit. Mach dir klar, dass du dieses ganze Zeug in Zukunft nicht mehr brauchst, denn dann steigen deine Erfolgschancen enorm, wenn du alles mal entsorgt hast. Dir wird es ohne den ganzen Zuckerkram viel besser gehen.

Lies dir die Zutatenliste der Produkte genau durch, die sich in deinen Schränken und im Kühlschrank angesammelt haben. Du wirst bestimmt auf jede Menge Zucker treffen. Der steht bei den meisten Produkten an erster Stelle, was bedeutet, dass davon anteilmäßig am meisten enthalten ist. Du findest außerdem Geschmacksverstärker, E-Nummern und jede Menge weitere chemische Zusatzstoffe, die du nicht mal aussprechen kannst. Gerade in Fertigprodukten sind davon jede Menge enthalten, wie zum Beispiel in Fruchtjoghurt, Schokolade, Backmischungen, Salatsoßen, Limonade usw. Alle diese Produkte wandern jetzt gnadenlos in den Müll oder Ausguss, denn das sind keine echten Lebensmittel. Verlängere dein Leiden nicht unnötig, indem du diese Nahrungsmittel noch isst. Fällt es dir schwer Sachen wegzuwerfen, dann verschenke sie an Bedürftige. Diese Aktion des Ausmistens sollte möglichst schnell gehen, damit deine Motivation nicht wieder weg ist, bevor du überhaupt mit der Umstellung angefangen hast.

2. Schritt: Altes Einkaufsverhalten

Deine Gewohnheiten laufen unterbewusst ab. Beim Ausmisten wirst du mit Sicherheit auf Produkte stoßen, von denen du nicht mal wusstest, dass du sie gekauft hast. Deshalb ist das Ausmisten ein super Einstieg in eine gesunde Ernährung, um dir bewusst zu werden, was du kaufst und isst. Schreibe dir die ganzen ungesunden Dinge auf eine Liste und kauf sie in Zukunft nicht mehr. Verbiete dir diese Produkte nicht einfach, sondern sei davon überzeugt, dass sie dir nicht guttun und dass es bessere und vor allem gesündere Alternativen gibt.

Auf die linke Seite deiner Liste kommen alle zuckerhaltigen Produkte, die du in Zukunft nicht mehr essen und kaufen willst. Dazu zählen auch die ungesunden Diät- und Light-Produkte. Anschließend schreibst du auf die rechte Seite deiner Liste die Lebensmittel, die du in Zukunft essen und kaufen willst. Fang erst mal klein an, mit fünf Produkten. Also zum Beispiel ersetzt du die Cola durch stilles Wasser, den Schokoriegel durch einen Apfel oder eine Banane. Such dir die Sachen aus, die dir schmecken, und ersetze nach und nach alle zuckerhaltigen Produkte durch gesunde Alternativen.

3. Schritt: Neues Einkaufsverhalten

Bist du dir erst mal über deine unbewussten Kaufentscheidungen klar geworden, kannst du ganz einfach bewusste Entscheidungen treffen und deine alten Gewohnheiten durch neue und gesündere ersetzen. Am Anfang wirst du vermutlich etwas länger zum Einkaufen brauchen, du musst ja jetzt bewusst andere Entscheidungen treffen. Plane daher etwas mehr Zeit für deinen Einkauf ein, damit du auch die Zutatenliste der Produkte lesen kannst. Deine Erfolgschancen einer zuckerarmen Ernährung steigen deutlich, wenn du für dich gute Alternativen findest, die dir auch wirklich schmecken. Du wirst sehen, dass dein Einkauf mit etwas Übung bald schon wieder routinierter und schneller ablaufen wird.

In unseren heutigen, stark verarbeiteten Nahrungsmitteln ist Zucker überall vorhanden. Bei Süßigkeiten wie zum Beispiel Schokolade, Backwaren, süßen Getränken, Frühstücksmüslis, Cornflakes und Desserts schmeckt man den Zucker schon heraus. Aber auch in vielen anderen Nahrungsmitteln ist eine Menge „versteckter" Zucker enthalten, wie zum Beispiel in Fertiggerichten, Fertigsoßen, Konservenobst und Konservengemüse. Die Nahrungsmittelindustrie setzt Zucker als Konservierungsmittel ein und das schmecken wir nicht immer heraus. Das beste Beispiel ist Ketchup: hier schmeckst du deutlich die Tomaten, aber nicht den Zucker, mit dem der Ketchup haltbar gemacht wird. Der Tomatenketchup, den du im Supermarkt kaufen kannst, enthält jede Menge „versteckten" Zucker.

4. Schritt: Versteckten Zucker aufspüren - leicht gemacht

Ich weiß, das du es nicht gerne hören wirst, aber wenn du einkaufen gehst, schaue immer genau auf die Inhaltsstoffe. Hinter den folgenden Bezeichnungen, die du oft auf Verpackungen findest, versteckt sich nämlich ebenfalls Zucker:

- Saccharose
- Dextrose
- Raffinose
- Glukose
- Fructose
- Fruktosesirup
- Fruktose-Glukose-Sirup
- Glukosesirup
- Glukose-Fructose-Sirup
- Stärkesirup

- Karamellsirup
- Laktose
- Maltose
- Malzextrakt
- Maltodextrin
- Dextrin
- Weizendextrin
- Süßmolkenpulver
- Gerstenmalz
- Gerstenmalzextrakt

Darüber hinaus gibt es noch eine ganze Reihe chemischer Begriffe, hinter denen sich auch Zucker verbirgt. Das würde aber den Rahmen dieses Buches eindeutig sprengen. Im Internet gibt es dazu jede Menge nützliche Informationen.

Kannst du dir vorstellen, was hinter den Begriffen „zuckerarm" und „zuckerfrei" steckt? Die Nahrungsmittelindustrie hat viele Tricks auf Lager, wenn es darum geht, den zugefügten Zucker in einem Produkt zu verstecken. Nicht selten heißt es da auf den schönen, bunten Verpackungen „weniger süß", „mit reduziertem Zuckergehalt", „zuckerarm", „zuckerfrei" oder „mit der Süße aus Früchten".

Lass dich von solchen Versprechen nicht hinters Licht führen. Oft hat der versteckte Zucker hier einen anderen Namen bekommen oder er wurde nur minimal reduziert. Das ist alles Augenwischerei, denn Zucker bleibt Zucker, egal welcher Name dafür benutzt wird. Gerade die Light-Produkte werden damit beworben, dass sie wenig Zucker enthalten. Dafür steckt in ihnen chemisch hergestellter Zucker, der genauso schädlich ist und dich sogar oft noch dazu bringt mehr zu essen, da chemischer Zucker dich hungrig macht. Also sei auf der Hut, wenn du auf einer Verpackung chemische Wörter findest, die du nicht mal aussprechen kannst oder irgendwelche Nummern – kauf das Produkt nicht. Die E-Nummern sind ein Hinweis auf chemische und ungesunde Zusatzstoffe, die deinem Körper schaden.

Wenn du eine neue Müslisorte finden willst, die zuckerarm ist und die dir schmeckt, brauchst du mehr Zeit. Denke noch mal daran: Steht auf der Zutatenliste Zucker an erster Stelle, Finger weg, dann ist auch am meisten Zucker im Produkt enthalten. Je weniger Zutaten auf der Liste stehen, um so besser und gesünder ist das Produkt. Am allerbesten sind natürlich die Lebensmittel, die ohne Zutatenliste auskommen, wie Obst, Gemüse, Salat, Nüsse und Samen.

Viele gesündere Alternativen wirst du allerdings

in den normalen Supermärkten vergeblich suchen. An dieser Stelle empfehle ich dir auch mal in Bioläden und Reformhäusern zu schauen, dort findest du eher zuckerarme Produkte.

6. Kapitel:
Wie du deine Zuckersucht überwindest

Nachdem du nun deine Gewohnheiten angeschaut, durchleuchtet und dir einen zuckerarmen Haushalt eingerichtet hast, stelle ich dir nachfolgend einige Tipps vor, mit denen es dir leichter fallen wird, deine Zuckersucht endgültig zu überwinden.

6.1 Zuckerhaltige Getränke

Vermeide alle zuckerhaltigen Getränke, wie zum Beispiel Softdrinks, Säfte, Eistees und ersetzte sie durch kohlensäurearmes Wasser oder noch besser durch stilles Wasser. Wenn dir stilles Wasser zu fade schmeckt, kannst du mit einer ausgepressten Zitrone, Orange oder frischen Pfefferminzblättern den Geschmack verbessern. Weitere gute Alternativen sind ungesüßte Tees und selbst gepresste, frische Säfte in Maßen (du weißt ja jetzt, dass hier die wichtigen Ballaststoffe fehlen). Schon durch diese kleine Änderung deiner Trinkgewohnheiten kannst du deinen Appetit auf süßes enorm reduzieren.

6.2 Verarbeitete Produkte

In Zukunft solltest du darauf achten, weniger verarbeitete Produkte zu kaufen. Verzichte auf den Schokoaufstrich, auf die abgepackten Cornflakes, Süßigkeiten, Snacks, Kuchen, Desserts und Stückchen vom Bäcker. Diese ganzen Genussmittel enthalten viel zu viel Zucker und Fett. Außerdem sind darin keine gesunden Nährstoffe enthalten, weder Vitamine, Mineralstoffe, Spurenelemente noch ausreichend Ballaststoffe.

Vermeide industriell hergestellte Produkte, wo du nur kannst und koche stattdessen lieber selbst. Das ist mit Sicherheit erst einmal ungewohnt für dich, aber nach einer gewissen Zeit der Umstellung, wird dir das Selbstgekochte viel besser schmecken als alle Fertigprodukte. Außerdem macht selber kochen wirklich Spaß. Probier es unbedingt mal aus.

Falls du im Supermarkt doch mal der Versuchung erliegst und an den Süßigkeiten und anderen Verführungen nicht vorbeigehen kannst, kaufe immer die kleinste Packung. Das Preis/Leistungsverhältnis ist dabei natürlich nicht so günstig, aber so beschränkst du dich automatisch auf eine kleine Portion.

Bei Heißhungerattacken solltest du auf leicht verdauliche Kohlenhydrate, wie Weißmehlprodukte, weißen Reis und Nudeln verzichten, da sie viel Glucose enthalten. Das befeuert deine Insulinproduktion und du bekommst noch mehr Hunger. Greife lieber zu Lebensmitteln mit vielen Ballaststoffen, wie zum Beispiel Nüsse, Gemüse, Obst, Bohnen oder Linsen. Die machen dich lange schön satt ohne deinen Insulinspiegel zu sehr in die Höhe zu puschen.

6.3 Frühstück

Für dein Frühstück solltest du möglichst keine süßen Speisen auswählen. Eine Gemüsesuppe, gedämpftes Gemüse, Reis- oder Maiswaffeln mit Tomate, Gurke oder einem vegetarischen Aufstrich ist als Start in den Tag besser geeignet, da dein Blutzuckerspiegel hier nicht gleich zu rasant ansteigt.

6.4 Süßigkeiten

Versuche deine Süßigkeiten, wenn möglich, durch Obst oder Gemüsesticks zu ersetzen. Nüsse und Trockenfrüchte sind auch eine gute Alternative, iss aber nicht zu viel davon. Auf

Müsliriegel, Chips und Salzstangen solltest du lieber verzichten, da diese Snacks industriell verarbeiteten Zucker, Salz und eine Menge Fett enthalten. In vielen Bioläden, Reformhäusern und im Internet gibt es schon eine gute Auswahl an Snacks ohne Zucker.

Es braucht eine gewisse Zeit, bis sich dein Geschmack an die neuen Snacks gewöhnt hat, dein Körper kennt ja bisher nur die konzentrierte und isolierte Süße. Wenn du dich erst einmal an den veränderten Geschmack gewöhnt hast, ist gar nicht mehr viel Zucker nötig, damit dein Gaumen zufrieden ist. Nach der Umstellungsphase werden dir die "normalen" Snacks nicht mehr schmecken, da sie viel zu süß sind. Kommst du in dieser Phase nicht ohne Süßungsmittel aus, dann verwende am besten Birkenzucker, den sogenannten Xylit oder Stevia.

6.5 Ausnahmen

In Zukunft sollten Kuchen und Desserts auf deinem Speiseplan die absolute Ausnahme sein. Du wirst allerdings in deinem Alltag immer wieder auf Situationen stoßen, in denen du um den Konsum von Zucker nicht herum kommen wirst, zum Beispiel bei Feierlichkeiten von

Freunden, der Familie oder im Kollegenkreis. Da kannst du auch ruhig mal eine Ausnahme machen, solange du deinen normalen Alltag im Griff hast. Das ist sozialverträglicher, sollte aber natürlich nicht wieder zu einer Gewohnheit werden. Die Ausnahmen kannst du ganz bewusst genießen, mach sie zu etwas Besonderem. Zucker ist ja auch ab und zu in kleinen Mengen völlig in Ordnung.

Also, auf der nächsten Geburtstagsparty, zu der du eingeladen bist, darfst du ruhig ein kleines Stück von der Geburtstagtorte essen. Ein kompletter Verzicht ist unrealistisch und kaum möglich, sodass du dir kleine Kompromisse erlauben solltest, ohne ein schlechtes Gewissen zu haben. Vielleicht ist es auch eine gute Idee, dir genau aufzuschreiben, welche Ausnahmen du zulassen möchtest, und welche lieber nicht. Schreibe sie dir auf, dann musst du dich nicht immer wieder neu entscheiden. Wenn du vorher deine Ausnahmen festlegst, fällt dir der Umgang mit den ungesunden Zuckersachen leichter.

Am besten schmecken allerdings immer noch die Gerichte oder Kuchen, die du zu Hause selbst zubereitest. Hier kannst du gesunde Zuckeralternativen wählen oder weniger Zucker verwenden, als im Rezept angegeben ist.

6.6 Zuckeralternativen

Es gibt eine ganze Reihe gesunder Alternativen zu isoliertem Haushaltszucker. Synthetische Süßstoffe, wie Aspartam oder Cyclamat, solltest du auf jeden Fall vermeiden. Diese chemischen Süßstoffe kommen vor allem in Light-Produkten vor und machen dich hungrig. Light Produkte sind eine raffinierte Täuschung der Nahrungsmittelindustrie, damit du mehr konsumierst. Lass die Finger davon, sie sind sehr ungesund!
Gesunde Alternativen, die ich dir empfehlen kann, sind zum Beispiel:

- Stevia
- Birkenzucker oder Xylit
- Kokosblütenzucker
- Ahornsirup
- Honig
- rotes Bananenpulver
- Yaconpulver
- Palmzucker

Ebenfalls gute und süße Alternativen sind Trockenfrüchte, Obst, Zimt, Vanille, Rosinen und Datteln. Natürlich sind diese Alternativen auch Zucker und darum solltest du sie immer sehr sparsam verwenden. Es geht ja darum, deinen

Zuckerkonsum zu reduzieren und nicht die eine Droge durch eine andere zu ersetzen.

6.7 Koffein und Alkohol

Alkoholische und koffeinhaltige Getränke tragen dazu bei, dass dein Blutzuckerspiegel starken Schwankungen ausgesetzt ist. Das fördert in deinem Körper die Entstehung von Unterzuckerungsphasen und damit von Heißhungerattacken. Am besten streichst du Alkohol von deiner Getränkeliste und versuchst deinen Koffeinkonsum so gut es geht einzuschränken.

6.8 Würzmittel

Als Würzmittel empfehle ich dir frische oder getrocknete Kräuter, natürliche Gewürze, wie zum Beispiel Kurkuma, Kreuzkümmel oder Muskatnuss. Verwende keine Fertigwürze aus dem Supermarkt, denn dort sind oft Geschmacksverstärker enthalten. Je stärker du würzt, desto mehr Lust bekommst du auf süßes. Verwende daher lieber sparsam Meersalz, Himalayasalz, Steinsalz oder Ursalz. Diese Salze sind auch mit Kräutern angereichert erhältlich.

6.9 Serotonin

Serotonin ist dein „Glückshormon" und wird gebildet, wenn du Zucker isst. Eine wesentlich bessere Alternative, vor allen Dingen für deine Figur, ist es, raus in die Sonne zu gehen. Durch das UV-Licht der Sonne bildet dein Körper über die Haut automatisch dein Glückshormon Serotonin, ganz ohne Süßigkeiten. Versuche also, so oft es dir möglich ist, raus in die Natur zu gehen. Verbringe deine Mittagspause an der frischen Luft und bleibe nicht im Büro sitzen.

6.10 Proteine

Wenn deine Ernährung proteinarm ist, kann das den Hunger auf Süßigkeiten fördern. Daher ist es gut, wenn du darauf achtest, mehr Proteine zu essen. Du kannst dir in deinen Salat oder dein Gemüse hochwertige pflanzliche Proteine hinzugeben, wie zum Beispiel Nüsse, Sprossen, Ölsaaten, Quinoa, Hirse und noch viele mehr. Alternativ dazu gibt es pflanzliche Proteinpulver, wie zum Beispiel Hanf, Erbsen oder Lupine. Die sättigen gut und du bekommst keinen Heißhunger auf Süßes.

6.11 Darmflora

Konsumierst du regelmäßig Zucker oder bist du sogar süchtig danach, dann ist es sehr wahrscheinlich, dass deine Darmflora durch den Zucker geschädigt ist. Dadurch hast du ein schwaches Immunsystem und Bakterien sowie Darmpilze haben bei dir leichtes Spiel. Zu einem Anti-Zucker-Programm gehört daher auch immer der Aufbau einer gesunden Darmflora, damit deine Verdauung wieder einwandfrei funktioniert. Hierzu gibt es eine ganze Reihe guter probiotischer Produkte wie zum Beispiel rohes fermentiertes Sauerkraut, Kombucha und Apfelessig. Der Aufbau meiner Darmflora hat mir sehr dabei geholfen, von meinem hohen Zuckerkonsum weg zu kommen, daher kann ich dir diesen Tipp nur wärmstens ans Herz legen.

6.12 Xylit

Spüle deinen Mund mit Xylit! Ja, du hast richtig gelesen. Xylit hat viele positive Eigenschaften, gerade wenn es um deine Zahn- und Mundgesundheit geht. Du löst etwas Xylitpulver in Wasser auf und spülst damit deinen Mund. Danach wird das Xylitwasser wieder ausgespuckt. Auf diese Weise kommen deine Geschmacksnerven in den Genuss von Süßem, dein Körper wird aber nicht mit Zucker belastet und deine Mundflora profitiert ebenfalls davon. Super, oder? Probier es einfach mal aus.

6.13 Sättigungsgefühl

Du verspürst nach dem Essen mal wieder ein unwiderstehliches Verlangen nach einem süßen Nachtisch? Dann versuchst du jetzt mal, eine halbe Stunde zu warten und dann isst du einen gesunden Nachtisch, wie zum Beispiel einen Apfel. Meistens ist die Lust auf Süßes nach den 30 Minuten wieder verflogen, da dein Blutzuckerspiegel sich auf seinen normalen Wert einpendelt und dein Sättigungsgefühl eingesetzt hat. Du musst nur versuchen, dich in der Zwischenzeit abzulenken. Gehe eine Runde spazieren oder leg dich hin und entspanne dich.

7. Kapitel:
Was deine Heißhungerattacken wirklich bedeuten

Wenn du unter Heißhungerattacken leidest, ständig Appetit verspürst und du dauernd auf der Suche nach Essbarem bist, obwohl der oberste Knopf deiner Hose schon nicht mehr zu geht, zeigt dir dein Körper auf diesem Weg, dass er mit lebenswichtigen Nährstoffen unterversorgt ist. Deinem Körper fehlen Vitamine, Mineralstoffe und Spurenelemente, die er dringend für seine Gesundheit braucht. Leider sind auch unsere heutigen Früchte, Gemüse und Salate nur auf Optik gezüchtet. Sie müssen lange lagerfähig und gut zu transportieren sein. Und du ahnst es wahrscheinlich schon, alle sind auf einen hohen Zuckergehalt hin gezüchtet worden. Mineralien, Vitamine? Fehlanzeige!

Viele Obst- und Gemüsesorten hat man durch extreme und rücksichtslose Auslese- und Zuchtverfahren so verändert, dass sie die für deinen Körper wichtigen Stoffe nur noch in äußerst geringen Mengen enthalten, dafür umso mehr Zucker. Dein Körper braucht aber zur Verstoffwechselung des Zuckers auch alle anderen Begleitstoffe, die normalerweise im Obst oder Gemüse vorkommen würden, nämlich Vitamine, Mineralstoffe, Spurenelemente und Ballaststoffe. Es gibt mittlerweile veränderte Ananas, Orangen, kernlose Weintrauben, Rosinen, kernlose Wassermelonen, Äpfel, Möhren, Kartoffeln, rote Beete und noch viele andere mehr. Die Lebensmittelindustrie hat sich hier richtig ausgetobt, aber leider nicht zum Vorteil für deine Gesundheit. Vermeide daher kernlose Obstsorten. Denn kernlose Früchte, sogenannte Hybridsorten, eignen sich nicht als Lebensmittel, da sie selbst unfruchtbar sind. Sie sind vollkommen kraftlos und man kann sie nicht mehr aussäen und nicht mehr vermehren. Sie sind nicht fortpflanzungsfähig und würden in der Natur, in dieser Form, niemals vorkommen. Die ursprünglichen Obst und Gemüsesorten enthalten alle nur sehr wenig Zucker. Dein Körper ist daher auf einen geringen Gehalt an natürlichem Zucker programmiert.

Wenn du das veränderte Obst und Gemüse isst, hast du meistens keine natürliche Esssperre mehr, die deinem Körper signalisiert, dass er satt ist. An diesen veränderten Lebensmitteln kannst du dich total überessen und merkst es gar nicht. Das ist für deinen Körper total ungesund. Vermeide daher kernlose Früchte.

8. Kapitel:
Wenn die Umsetzung nicht klappt

Zuerst einmal musst du dir wirklich innerlich klar machen, wo deine Reise in Zukunft hingehen soll. Du willst schlanker, fitter und gesünder werden? Wenn du dich fragst, warum sollte ich denn etwas ändern? Die verarbeiteten Nahrungsmittel sind ja oftmals billiger und überall verfügbar. Steck dir erst mal ein kleines Ziel und erweitere deine Ziele nach und nach. Bewahre zum Beispiel keine Süßigkeiten mehr zu Hause auf, damit machst du es dir schon mal schwieriger an Süßes heranzukommen, falls du mal eine Heißhungerattacke erleidest. Dadurch stärkst du auch deine Willenskraft, weiter deine Ziele zu verfolgen.

Sorge immer für ausreichend gesunde Alternativen. Decke dich gut mit Obst, Gemüse, Nüssen, Samen, Salat und so weiter ein, damit die Schwelle gering gehalten wird, doch wieder zu etwas Süßem zu greifen. Wichtig ist es auch, dein Umfeld über deine Ernährungsgewohnheiten zu informieren. Im Idealfall machst du deine Umstellung mit deinem Partner und deiner Familie zusammen. So sorgt ihr alle gemeinsam für eure Gesundheit, die Süßigkeiten kommen erst gar nicht ins Haus und in deine Reichweite. Noch einen guten Tipp möchte ich dir hier mit auf den Weg geben, und zwar, gehe niemals hungrig einkaufen. Iss dich vor dem Einkaufen richtig gut satt, so landen nicht so viele Dinge in deinem Einkaufswagen, vor allem keine Chips und Süßigkeiten.

8.1 Entzugserscheinungen

Die Umstellung auf eine zuckerarme Ernährung wird wahrscheinlich nicht ganz einfach werden, da sich eventuell Entzugserscheinungen einstellen können. Ein Entzug von Zucker fördert dein Verlangen nach Süßem. Das ist wie bei einem Alkoholiker, wenn er seine Droge nicht bekommt, hat er ein unendliches Verlangen danach. Das ist bei Zucker genauso, daher kann man ja Zucker auch als eine Art Droge bezeichnen.

Die Symptome eines Zuckerentzugs können bei dir Kopfschmerzen sein, du wirst dich müde, kraftlos und schlapp fühlen. Deine Laune wird nicht die allerbeste sein, da du ständig das Verlangen nach Süßem haben wirst. Im Normalfall geben wir dem nach und essen doch wieder etwas Zuckerhaltiges. Aber durch diese Anfangsphase musst du einfach durch. Es dauert nicht lange und das Verlangen lässt nach. Du musst nur am Anfang konsequent sein und der Lust nach Süßem nicht nachgeben. Es lohnt sich wirklich, diese Durststrecke zu überwinden. Danach wirst du mit diesem Verlangen keine Probleme mehr haben. Ich kann dir aus eigener Erfahrung sagen, dass dir nach dem Zuckerentzug die „normalen" Süßigkeiten unangenehm zuckrig schmecken werden und du sie automatisch nicht mehr essen möchtest. Ich hoffe, ich konnte dir damit Mut machen, die erste Durststrecke zu überwinden, es wird definitiv besser – glaub mir.

8.2 Symptomen vorbeugen

Wähle als Erstes den geeigneten Schwierigkeitsgrad für dich aus. Das heißt im Klartext, fange erst mal klein an und verlange nicht zu viel auf einmal von dir. Setze dir realistische Ziele, die du auch einhalten kannst, und steigere dich langsam. Sei geduldig mit dir! Wenn du von vorneherein zu viel von dir selbst verlangst, ist die Gefahr sehr hoch, dass du schon die erste Durststrecke nicht durchhältst. Das ist dann sehr frustrierend und du gibst vielleicht auf.

Also fang klein an und steigere dich dann allmählich.

Mein nächster Tipp an dich ist, dass du gut auf deine Nährstoffversorgung achtest. Iss regelmäßig, iss genug und am besten frische Lebensmittel, die du dir selber zubereitest. Am besten sind echte Lebensmittel, wie zum Beispiel viel Obst, Gemüse, Salat, Nüsse und Samen. Vermeide zu viele Kohlenhydrate, iss lieber mehr Proteine, die machen dich auch satt und zufrieden.

Was du auf jeden Fall vermeiden solltest, sind künstliche Süßstoffe. Die gaukeln dir nur eine Süße vor, die aber nicht wirklich da ist. Dadurch wird dein Körper ausgetrickst und dein Verlangen nach Süßem steigt sogar noch. Dein Körper kann mit den chemischen Stoffen nichts anfangen, aber dein Verlangen wird dadurch noch weiter angestachelt. Chemische Süßstoffe sind also absolut zu vermeiden, wenn du deine Zuckersucht in den Griff bekommen möchtest.

Des Weiteren kann ich dir empfehlen, Sport zu treiben und dich ganz allgemein mehr zu bewegen. Dazu musst du dich in keinem Fitnessstudio anmelden. Gehe jeden Tag raus an die frische Luft eine halbe Stunde bis Stunde stramm spazieren. Nimm öfter mal das Fahrrad für kurze Strecken, statt das Auto. Benutze im Büro die Treppen, statt den Aufzug. Die alltäglichen Bewegungseinheiten sind auch schon gut und hilfreich, um dich körperlich wieder besser zu fühlen.

Achte darauf, dass du gut und vor allem ausreichend schläfst. Mache aus deinem Schlafzimmer eine Wohlfühloase, in der du dich gerne aufhältst. Für einen guten und erholsamen Schlaf sollte dein Schlafzimmer nachts kühl, dunkel und gut gelüftet sein. Störende Stromquellen, wie zum Beispiel ein Fernseher, dein Handy oder Computer, solltest du nicht im Schlafzimmer haben, sie machen dich nervös und unruhig. Daher verzichte lieber an diesem Ort darauf.

Eine weitere Ursache für einen schlechten Schlaf sind oft Ärger und Frust. Siehe zu, dass du deine Probleme und deinen Ärger nicht abends mit ins Bett nimmst. Alles, was du vor dem zu Bett gehen klären kannst, tu das. Danach schläfst du mit Sicherheit besser.

Das Gleiche gilt für Stress. Bist du abends gestresst, versuche es mal mit verschiedenen Entspannungsmethoden, wie zum Beispiel die Muskelentspannung nach Jacobson oder Autogenes Training, das hilft dir dabei besser zu entspannen und fördert deinen Schlaf.

8.3 Mit den Symptomen umgehen lernen

Der Umgang mit den Symptomen ist nicht immer ganz so einfach, aber betrachte ihn als eine Herausforderung für dich. Um das Ganze etwas abzumildern, kann ich dir empfehlen, viel stilles Wasser zu trinken. Das entgiftet deinen Körper schnell und effektiv. Je mehr du trinkst, desto schneller verschwinden auch die Symptome, wie zum Beispiel Kopfschmerzen und Müdigkeit. Das Gleiche gilt für Obst, da Obst auch viel Wasser enthält, hilft es super gegen die Entzugserscheinungen.

Achte darauf, dass du alle Süßigkeiten aus deinem Umfeld verbannst. Wenn du sie nicht siehst, ist die Versuchung auch viel kleiner, doch wieder etwas zu naschen. Also weg mit dem ganzen süßen Zeug. Mach stattdessen etwas anderes, was dich glücklich macht. Trink eine schöne Tasse Tee, lies ein gutes Buch oder tue sonst etwas, das dich von deinem süßen Verlangen ablenkt. Finde hier die für dich passende und beste Ablenkung.

Es ist auch eine gute Idee, mal ganz bewusst, dein Verlangen nach Zucker auszuhalten. Spüre in deinen Körper hinein und fühle, wie sich das Verlangen genau anfühlt und dann entscheide dich ganz bewusst dazu, diesem Verlangen nicht nachzugeben. Versuche dich in das Verlangen hinein zu entspannen, bewusst zu spüren, wie es sich anfühlt und dann alles loszulassen. Zum Schluss kannst du dir noch schriftlich deinen Erfolg dokumentieren, das ist ein super Gefühl. Probier es mal aus, danach wirst du eine ganz andere Körperwahrnehmung haben.

8.4 Dein 30 Tage Programm

An dieser Stelle kommt jetzt meine ganz persönliche Aufforderung an dich, die 30 Tage Herausforderung anzunehmen und mitzumachen. Ich garantiere dir, dass es dir nach dieser Zeit gesundheitlich besser gehen wird. Dein gesamter Körper wird fitter, wacher und insgesamt wesentlich leistungsfähiger sein. Dein persönliches Wohlbefinden wird sich enorm verbessern. Das ist doch ein toller Anreiz, es mal selber auszuprobieren, oder nicht?

Ich habe dir im Folgenden drei aufeinander aufbauende Schritte zusammengestellt, mit denen du ganz langsam beginnen kannst, um dich dann immer weiter zu steigern. Von Anfang an komplett auf alles zu verzichten, ist meiner Meinung nach zu radikal und du gibst zu schnell wieder auf, wenn es dir nicht so gut geht. Daher ist es besser langsam anzufangen und sich dann zu steigern, das hältst du besser durch. Ideal ist es, wenn du dir ein Essenstagebuch anlegst und jeden Tag einträgst, was du isst und trinkst. So hast du immer einen guten Überblick.

1. Schritt:
Im ersten Schritt lässt du alle zuckerhaltigen Getränke für die nächsten 30 Tage weg. Ersetze deine Softdrinks durch stilles Wasser, durch Kräutertees oder grünen Tee. Wenn dir stilles Wasser zu fade schmeckt, kannst du mit einer ausgepressten Zitrone, Orange oder frischen Pfefferminzblättern den Geschmack verbessern. Reduziere den Konsum von Kaffee, so weit wie möglich. Das machst du 30 Tage lang und schreibst dir jeden Tag auf, was du isst und trinkst. Du kannst dir auch dazu schreiben, wie du dich am jeweiligen Tag gefühlt hast. Hattest du zum Beispiel Kopfschmerzen, warst du müde, schlapp, lustlos? Schreib dir alles auf.

2. Schritt:
Im zweiten Schritt lässt du zusätzlich zu den zu-

ckerhaltigen Getränken alle Süßigkeiten weg. Keine Schokolade, Schokoriegel, Kuchen, Kekse und so weiter und ersetze diese Zuckerbomben durch gesunde Alternativen, wie zum Beispiel Obst. Schreib dir wieder alles auf und schaue, wie es dir damit geht. Fühlst du dich wohl damit? Fällt dir die Umstellung schwer oder geht es? Notiere deinen Zustand im Essenstagebuch.

3. Schritt:
Im dritten und letzten Schritt lässt du neben den zuckerhaltigen Getränken und den Süßigkeiten auch allen anderen Süßkram weg. Keine Chips, Salzstangen, Flips, Cräcker und so weiter, denn Getreide und Kartoffeln sind auch Zucker. Also mach dich auf die Suche nach gesunden Alternativen, wie zum Beispiel Obst, Gemüse und Nüsse. Das machst du wieder 30 Tage lang und schreibst dir alles auf.

Nach diesen insgesamt 90 Tagen legst du dir dein ganz persönliches Level fest, mit dem du am besten zurechtkommst. Denke daran, dein Ziel soll es ja sein, die Umstellung für den Rest deines Lebens beizubehalten. Gehe daher nicht gleich an dein Limit, das Ganze soll nicht in einem Zwang enden, den du nicht durchhalten kannst. Nach 30 Tagen sollte sich der jeweilige

Schritt schon gut als Gewohnheit durchgesetzt haben, ohne dass du größer darüber nachdenken musst, was du isst und trinkst.

Am Ende jeden Schrittes überlegst du dir noch mal genau, ob es noch Potenzial für Anpassungen und Verbesserungen gibt. Versuche das ganze Projekt als ein Spiel zu betrachten und hab kein schlechtes Gewissen, wenn du mal einen Durchhänger hast, das ist nämlich keine Schande und vollkommen menschlich. Mach dich deswegen nicht verrückt, mach einfach weiter so gut du kannst und lasse dich davon nicht runterziehen. Schlechte Tage hat jeder von uns, das ist ganz normal.

8.5 Wenn alles nichts hilft

Wenn du mal wieder in deine alten Muster zurück verfällst, versuche die Gründe dafür herauszufinden und mach sie dir genau bewusst. Warum isst du Süßigkeiten?

- Isst du aus Langeweile?
- Isst du, weil du mit deiner Zeit nichts anfangen kannst?
- Isst du, weil du traurig bist?
- Isst du, weil du einsam bist?

- Isst du, weil du dir über irgendetwas Sorgen machst?
- Isst du, weil du ängstlich bist?
- Isst du, weil du frustriert bist?
- Isst du, weil du Trost brauchst?
- Stellt Essen für dich eine Belohnung dar?
- ...usw.

Alle diese Auslöser haben nichts mit Hunger zu tun, sondern sind nur Ablenkungen, damit du nicht über die eigentliche Ursache nachdenken musst, die dir oft als zu schmerzhaft erscheint. Wenn du dich aber wirklich einmal mit deinen Themen beschäftigst, wirst du feststellen, dass der Schmerz gar nicht so schlimm ist und schnell vorüber geht. Die ehrliche Auseinandersetzung mit deinen persönlichen Themen ist der Schlüssel zum dauerhaften Erfolg.

Fazit und Geschenk

Die einfachste und beste Lösung, von den ganzen Süßigkeiten weg zu kommen ist immer noch die, sie durch gesunde Alternativen zu ersetzen, die dir auch wirklich schmecken. Dann ist die Umstellung kein Problem. Denke auch noch mal daran dir alles aufzuschreiben. Das wird für dich eine große Erleichterung sein, wenn es darum geht, festgefahrene Gewohnheiten auf Dauer zu verändern. Such dir zudem andere Wege der Kanalisation deines Essverhaltens, wie zum Beispiel Bewegung an der frischen Luft oder eine Sportart, die dir Spaß macht. Sorge für ausreichende Entspannung und einen guten Schlaf. Lies gute und weiterführende Bücher zu diesem Thema und tausch dich mit Freunden und Gleichgesinnten aus, dann wirst du deinen Fokus bald vom Zucker auf bessere Alternativen gesetzt haben.

Zum Schluss möchte ich dich noch einmal dazu motivieren aktiv zu werden und hoffe, dass ich dir mit den vielen wertvollen Tipps dabei helfen konnte, deinen Zuckerkonsum zu minimieren. Wenn du dauerhaft am Ball bleibst, gelingt dir der Ausstieg aus deiner Zuckersucht ganz bestimmt. Darüber würde ich mich riesig freuen.

Die Vorschläge, die ich hier aufgezählt habe, solltest du als Anregungen verstehen, die du an deine individuelle Lebenssituation anpassen kannst. Du selbst hast es in der Hand, etwas an deinem Konsumverhalten zu ändern.

Ich wünsche dir viel Erfolg und hoffe, dass es dir genauso wie mir gelingt, deine Gesundheit durch das Einschränken von Zucker zu verbessern. Los geht's!

Hast du es geschafft deine Zuckersucht zu beenden und damit auch abzunehmen, dann erzähle möglichst vielen von deinem Erfolg. Behalte dein Wissen und deine Erfahrungen nicht für dich. Hilfst du anderen Menschen damit, bekommst du auch wieder etwas zurück. Dann werden wir alle zusammen glücklicher und gesünder miteinander leben.

Ich würde mich sehr über eine positive Rezension auf Amazon freuen, wenn dir dieses Buch geholfen hat. Mein Ziel ist es, so vielen Menschen wie möglich aus der Zuckerfalle heraus zu helfen und von ihren Krankheiten, ausgelöst durch den hohen Zuckerkonsum, zu befreien. Mit deinem Feedback können wir zusammen dieses Ziel erreichen.

Es ist ganz einfach:
Gehe jetzt auf www.amazon.de für deine wertvolle Rezension. Gebe in das Suchfeld den Titel „Zuckerfreie Ernährung" und meinen Namen (Mario Dinges) ein. Klicke auf das Buch und dann auf „Kundenrezension verfassen". Schreibe einfach in wenigen Sätzen, wie dir das Buch helfen konnte oder was dir gefallen hat.

Als Dankeschön dafür habe ich für dich eine praktische Checkliste erstellt. Dort kannst du deine neuen Gewohnheiten eintragen und jeden erfolgreich geschafften Tag dokumentieren. Aus eigener Erfahrung wird dich das zum Dranbleiben motivieren.

Sobald du die Rezension abgegeben hast, schicke mir einfach eine E-Mail an: rezensionen@1fachgesund.de und ich lasse dir dann die Checkliste zukommen. Vielen Dank schon mal vorab!

1fachGESUND

Kennst du schon meinen Blog
www.1fachgesund.de ?

Dort stelle ich dir einfache und alltagstaugliche Wege vor, die dir helfen, wenn du:

- **abnehmen** möchtest

- dich von deinen **Krankheiten befreien** möchtest

- dich **gesund ernähren** möchtest

- deine Gewohnheiten in **gesunde Gewohnheiten** ändern möchtest

- oder einfach nur **gesund und fit** werden möchtest

Mein Wissen und meine Erfahrungen wie ich diese Ziele erreicht habe, möchte ich dir dort gerne weitergeben.

Das Besondere an www.1fachgesund.de ist, dass du nicht nur von meinen Erfahrungen und meinem Wissen profitierst. Nein, du erhältst auch immer wieder exklusives Fachwissen aus der großen Hausarztpraxis von Dr. med. Wolfgang Maibach.

Damit du keinen Artikel mit wertvollen Informationen zum Thema 1fachGESUND und meine Buchneuerscheinungen verpasst, gehe jetzt auf:

www.1fachgesund.de

Melde dich für den kostenlosen Newsletter an und du erhältst als Dankeschön ein E-Book geschenkt.

Ich wünsche Dir viel Erfolg und beste Gesundheit dein Leben lang.

Mario Dinges

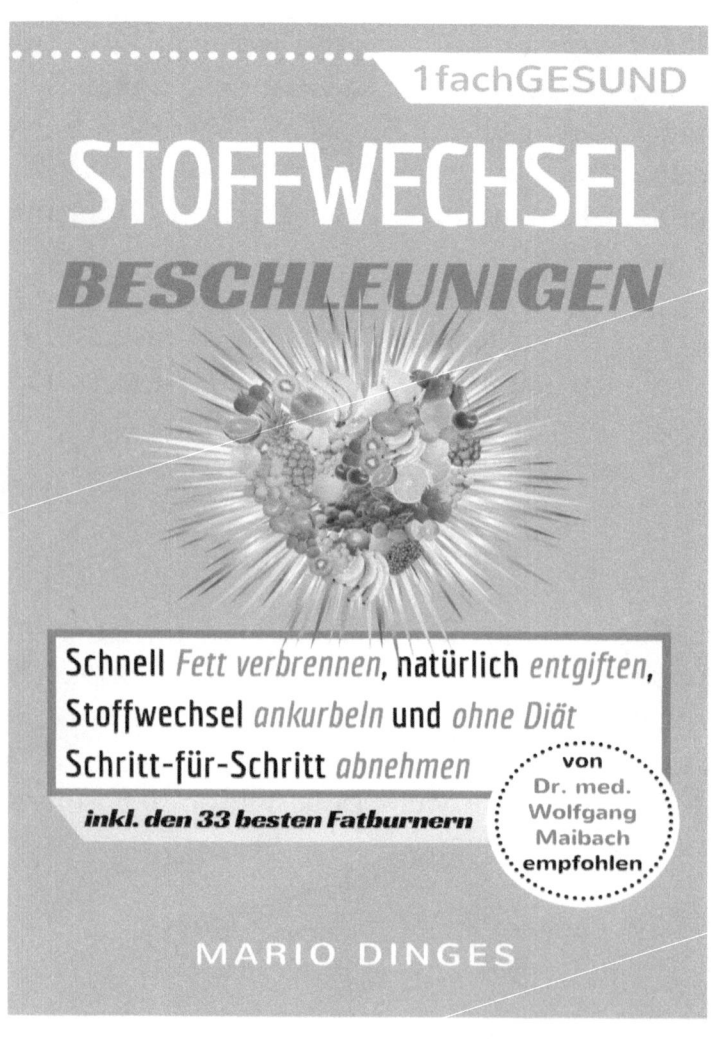

Als Taschenbuch und E-Book bei
www.amazon.de
erhältlich.

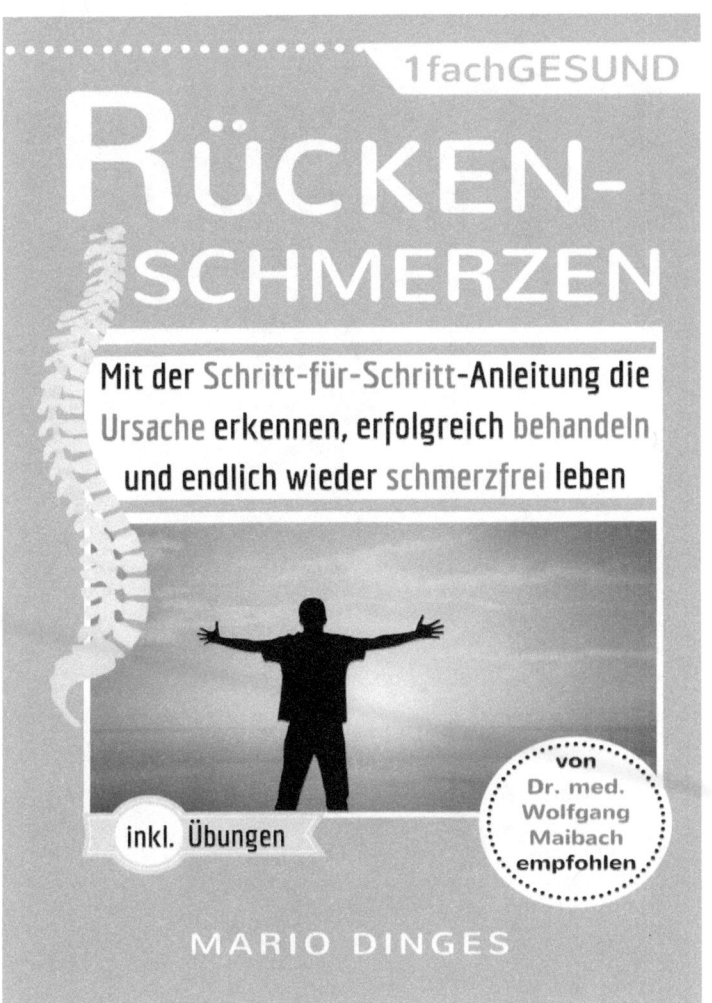

Als Taschenbuch und E-Book bei
www.amazon.de
erhältlich.

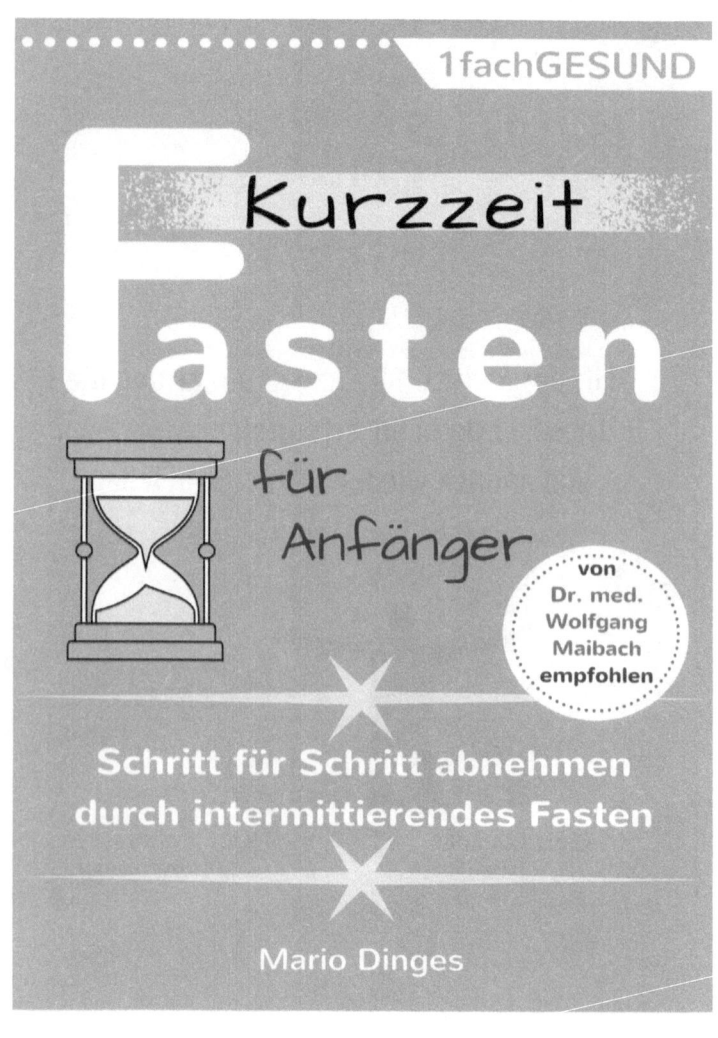

Als Taschenbuch und E-Book bei
www.amazon.de
erhältlich.

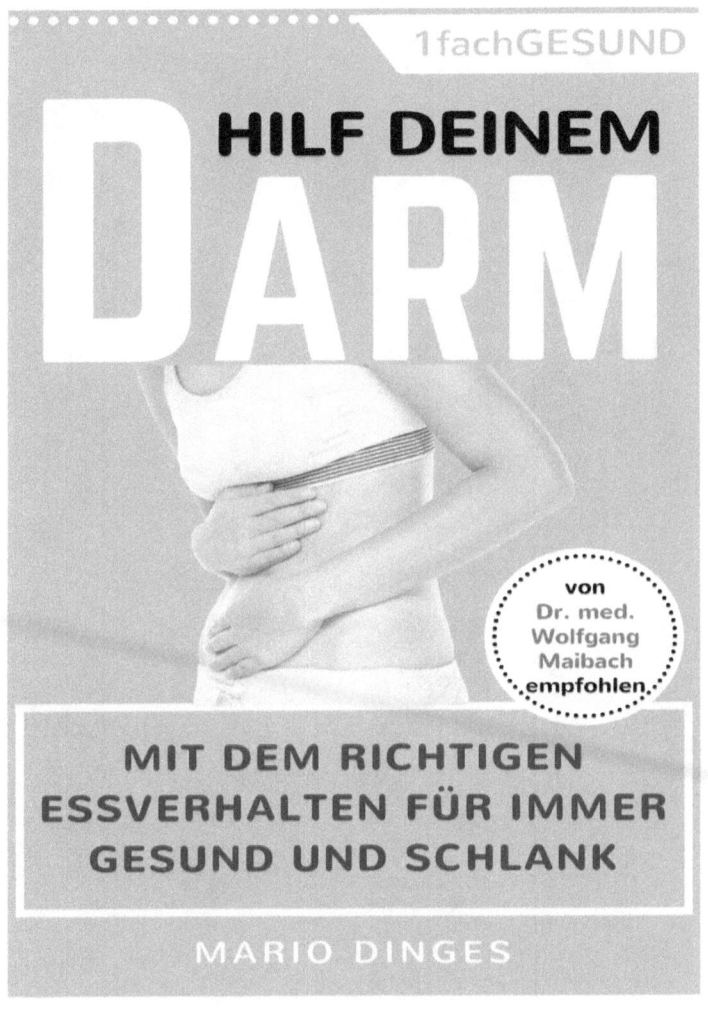

Als Taschenbuch und E-Book bei
www.amazon.de
erhältlich.

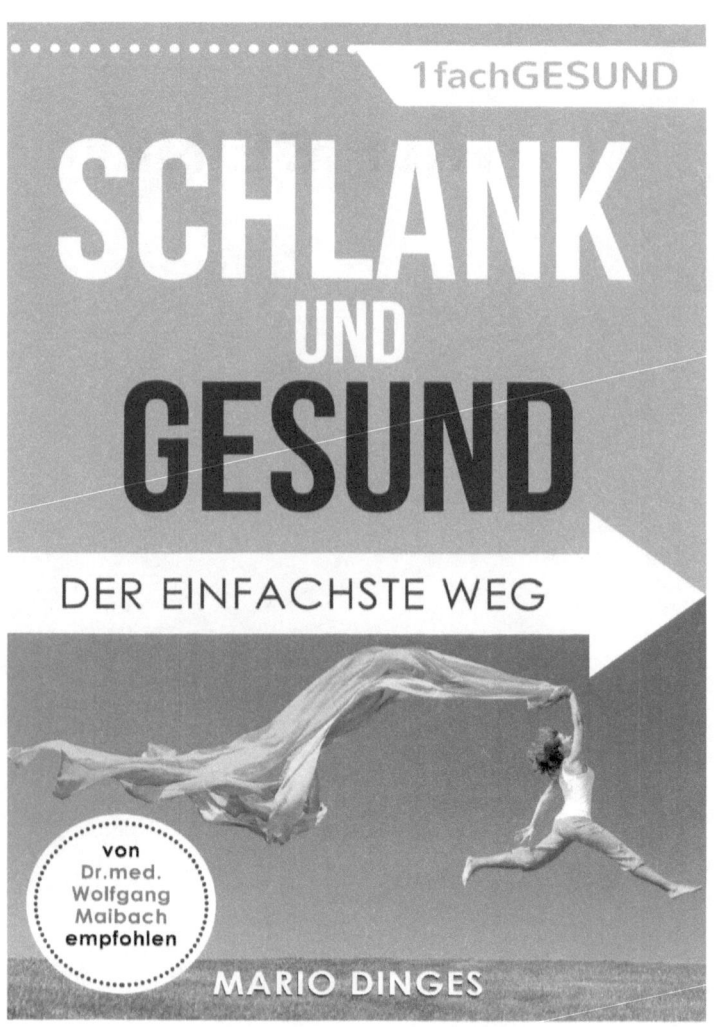

Als Taschenbuch und E-Book bei
www.amazon.de
erhältlich.

Wichtiger Hinweis

Der Inhalt dieses Buches wurde mit größter Sorgfalt geprüft und erstellt. Für die Korrektheit, Vollständigkeit, Qualität und Aktualität der Inhalte kann jedoch keine Garantie oder Gewähr übernommen werden. Der Inhalt dieses Buches spiegelt die persönliche Erfahrung und Meinung des Autors wider und dient nur dem Unterhaltungszweck. Der Inhalt sollte nicht mit medizinischer Beratung und Betreuung verwechselt werden. Es wird keine juristische Verantwortung oder Haftung für Schäden aller Art übernommen, die durch kontraproduktive Ausübung oder durch Fehler des Lesers entstehen. Es kann auch keine Garantie für Erfolg übernommen werden. Der Autor übernimmt daher keine Verantwortung für das Nichterreichen der im Buch geschilderten Ziele.

Impressum

Mario Dinges
In den Gensäckern 15
35428 Langgöns
www.1fachgesund.de
e-mail: mario@1fachgesund.de

www.ingramcontent.com/pod-product-compliance
Lightning Source LLC
Chambersburg PA
CBHW020446220526
45464CB00002B/883